薄毛は医療で治す

親和クリニック
音田正光

中山樹一郎／滝田賢一／福島俊彦／
安藤善郎／図師伸一郎

幻冬舎MC

はじめに

薄毛を治したい——切実な願いをかなえるために「育毛」「発毛」をうたった商品、サービスを試している人は多いと思います。

テレビや新聞、雑誌を見れば、実にさまざまな商品、サービスがあたかも効果があるかのように紹介されていますし、ネットで検索すれば、目が回るほどの情報が溢れています。

しかし、残念ながらその多くは科学的根拠に乏しく、薄毛を治す、つまり、「毛髪を増やす」という実効性は期待できないのが実情です。

例えば、ヘッドスパやエステにはリラクゼーション効果はあるかもしれませんが、発毛を促進させる技術が確立されているわけではありません。また、ＡＧＡの治療薬は、今ある毛髪の健康を維持し、薄毛の進行を抑制する作用は認められていますが、ゼロから毛髪を確実に生やす効果は確認できていません。育毛剤にしても、発毛効果を謳う薬剤や成分をほんの少し混ぜているだけのものがほとんどです。しかも、その発毛効果について、裏付けとなる科学的な検証結果があるわけではないのです。

私は薄毛治療の専門医として約二十数年にわたり、３０００人を超える患者と向き合い、自毛植毛術を手掛けてきました。その実績から確信をもっていえるのは、「自毛植毛術は、現時点の科学で、薄毛を〝より自然に〟改善させることができる方法」だということです。

自毛植毛とは、その名のとおり「自らの髪を利用する方法」です。髪が残っていることが多い後頭部や側頭部から、毛髪を皮膚組織ごと採取し、薄毛が気になる箇所に移し替える術式です。

分かりやすくいえば毛髪の〝引っ越し〟で、手術直後は毛髪の総量が増えるわけではありません。しかし、髪を生みだす皮膚組織が根付いたあと、移植した毛髪は発毛サイクルに則って生え変わり、伸び続けます。

つまり、自毛植毛をすれば薄毛の悩みがない人となんら変わらず、生えてほしい場所に毛髪が半永久的に生え続ける――、これがほかの薄毛対策ではなし得ない、大きな特徴です。

しかも、自身の毛髪なので、拒絶反応の心配もまずありません。

日本皮膚科学会が定めた「男性型および女性型脱毛症診療ガイドライン」でＢ（行うよう勧める）を得るなど、効果の確実性は医学会でも認められています。

近年、自毛植毛の技術は飛躍的な発展を遂げ、かつては不可避だった術後のひどい痛みや腫れ、傷跡を極力小さくする、〝頭皮を切らない〟術式「ＦＵＥ法」が主流になりつつあります。私はこのＦＵＥ法を独自の研究によって進化させ、より患者の負担が少なく、高密度の植毛が可能な術式「ＭＩＲＡＩ法」を確立し、すでに２０００例以上の実績を挙げています。

さらに、一人ひとりの毛髪の状態や生え方を考慮し、手術後により目立ちにくく、自然な仕上がりをかなえるべく「ＮＣ−ＭＩＲＡＩ法」、「Ｕｎｉｔｅｄ ＭＩＲＡＩ法」といったバリエーションも開発、多くの患者から高評価をいただいております。

今や自毛植毛はオーダーメイド感覚の時代に突入した、といっても過言ではありません。医療の力で、より望ましいボリューム、ヘアスタイルが手に入るのです。

本書では、変化を見せつつある薄毛の悩みの傾向や、科学的根拠に乏しい薄毛ビジネスの問題にも触れつつ、最前線の自毛植毛術を含めた、「医学的アプローチ」による薄毛治療の実際を余すところなく解説します。

もう不確かな情報に振り回されることはありません。本書が薄毛に悩むすべての人にとって、これだ！と明るい未来への道が拓ける案内役となれば、望外の喜びです。

薄毛は医療で治す　目次

［第5章］　薄毛治療は新時代へ――

［第1章］

生え際や額のヘアラインを整えたい、リモート映えを良くしたい――時代とともに変化する「薄毛」の悩み

自信がない、人と話せない……人生に影を落とす薄毛の悩み

たかが薄毛、と人は言うかもしれません。

しかし、薄毛の本人にとっては、24時間３６５日、そのことしか考えられなくなるほど思い詰め、追い詰められてしまう人生の一大事であることは、この本を手に取ってくださっている皆さんのほとんどが、実感していると思います。

公私や立場は関係ありません。ビジネスシーンなら「商談中も頭を見られているような気がして集中できない」「頼りないイメージをもたれているのではと気になる」「陰口を言われていないか気に病んでしまう」……思い当たることがあると思います。

当院へ相談に来られるのは、何年も悩みに悩んだ末、ここにたどりついた方が多く、深刻です。

「業務に就く気が起こらない」「コミュニケーションを取るのが苦痛」さらには「会社に行くのが苦痛」と、社会人としての自信を失った人にも大勢出会ってきました。

プライベートも同様です。例えば恋愛なら、自分はどう見られているのだろうとおどお

どし、異性に声をかけることにも臆してしまい、うまくいかないのは薄毛のせいだ、と髪に責任を押し付けてしまう傾向が強いようです。

悪意がないと分かっているにもかかわらず、ちょっとした視線の動きや言葉で傷ついてしまい、異性との関係は進展せずに終わってしまう、と苦渋の表情で打ち明ける方もいました。

総じて、薄毛であることは行動を消極的にしてしまいがちです。「鏡を見たくない」「美容院や理髪店に行きたくない」といった日常生活上のことから、就職や恋愛、結婚などの大きなライフイベントまで、すべてにおいてやる気を失い、殻に閉じこもってしまう行動パターンが続くことで、人生そのものがつまらない、後悔だらけのものになりかねません。

誰にもその人ならではの良さ、魅力があります。薄毛であるというだけで、そんなプラスの面を外に出せないでいたとしたら、なんともったいないことでしょうか。

言い方を変えれば、薄毛であるということのコンプレックスは、その人がほかに持つ魅力のすべてを帳消しにしかねないのです。

薄毛は、もはや中高年男性限定の悩みではない

20代が約26%、30代が約34%。これは、当クリニックに来る男性の患者の年齢分布です。男性では40代が約27%、50代9%、60代以上では約2%、と年代が上がるにつれて低くなっていきます。つまり、4人に1人は20代、30~40代で全体の6割を占めています。女性も20代が最も多く全体の約33%を占め、それ以降は低くなっています。

多くの人は、「薄毛」といえば中高年男性によくある症状ととらえがちですが、今は若い世代に悩みを深めている人が大勢いることを数字は物語っています。人は若ければ若いほど見た目を気にしがちです。「薄毛」も例外ではないということです。

人間は中身が大事、それは確かです。しかし一方で、見た目ゆえに人生の好機を逃してしまうことも現実にはあり得ます。

「人は見た目が9割」と言われたりしますが、仕事でもプライベートでも、とりわけ人生

［図表１］受診者の年代と性別割合（当クリニック比）

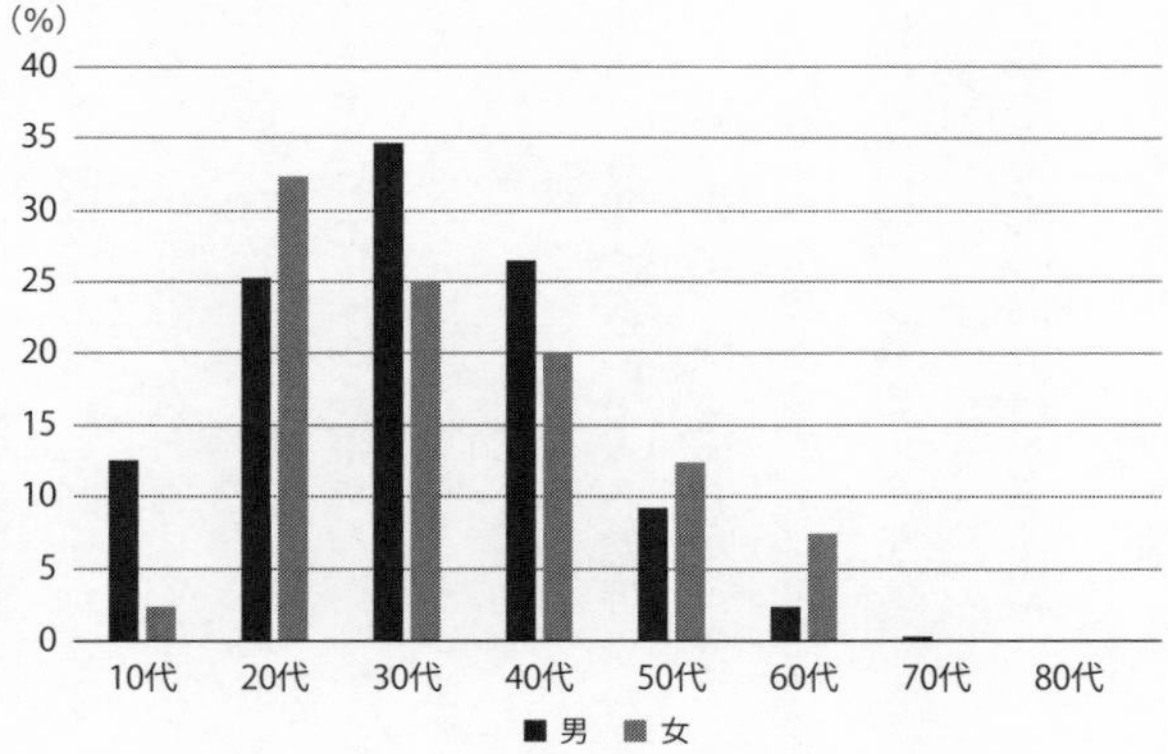

の大きなライフイベントが多い20～30代は、自分がどう見られているかに気を遣わないわけにもいきません。

特に初対面の印象は重要です。人の第一印象はたった数秒で決まるともいわれます。「はじめまして」とお辞儀をしてぱっと顔を見たときに、その人の頭髪が寂しいと、どうしても目がいってしまうし、薄毛の当人も「頭を見られている」と察してなんとなく気まずいムードになってしまいます。

さらに、「薄毛の人」として覚えられてしまうのではないか、と深読みしてしまい、また傷つくものです。

「毎日1時間もかけて髪をセットしていた」

「うまく隠せていることが確認できるまでは外に出られなかった」……当院に来られた若い世代の方からはこんな声も聞かれます。「このまま薄くなっていったら、結婚できる確率も低くなっていくのかなと考えてばかりいた」との言葉は切実で、胸が痛みます。

日本は世界有数の長寿国です。人生１００年時代ともいわれています。その大半を「毎日、薄毛のことが頭から離れない」で生きるのはもったいないです。人間は見た目ではない、と意に介さない人ももちろんいますが、そう思えない人にとっては「たかが薄毛」ではないのです。

人生１００年時代のできるだけ長い時間を、楽しく豊かにするために、「見た目を変えたい」と思うのは、決しておかしなことではありません。

若い世代ならなおさらです。薄毛の悩みが中高年男性のものだけではなくなっていることも、ごく当然の流れといえます。

コロナ禍で薄毛の悩みにも変化が

２０２０年、突如として世界を襲った新型コロナウイルスの脅威による生活様式の変化は、「薄毛」の悩みやニーズにも大きく影響を及ぼしています。

具体的には、コロナ禍で急速に広がったオンライン面談やリモートワークがきっかけで、薄毛を認識した人が増えているということです。日本社会に定着しつつあるオンラインでのミーティングでは、おもに胸から上だけが画面に映るため、いわゆる「リモート映え」が注目されるようになったわけです。

「画面だと、顔ばかりアップにされているので、つい自分の生え際が気になってしまい、だんだん自信のない表情になってしまいました。そうすると声のトーンや話し方にも自信のなさが表れるようになって、成績も伸び悩むようになったのです……」

これは２０２０年の秋に相談に来られた営業職の男性の声です。コロナ禍以降、似たような経験をしている人は少なくないと思います。

リモートにおいてもリアルで会うのと同様、最初の数秒で第一印象が決まってしまいます。もちろんその後のコミュニケーション次第で印象が変わっていく可能性は十分にありますが、特に対人関係が重視される仕事であれば、最初に好印象をもたれることがどれだけ有利か、身に染みているはずです。

それでもリアルで会うときには〝生身〟である分、その人が醸しだす雰囲気や人となりはごく短時間でもなんとなく伝わるものですが、リモートではそこまで伝わりません。画面上の顔だけが判断材料になるため、画面で顔をいかに良く見てもらえるかが勝負どころといえます。しかも、コロナ禍においては、「人は『鼻から上の』見た目が9割」といっても過言ではありません。

営業職や経営者など、人と接する機会が多く、対人関係が業績に大きな影響を及ぼす立場の人にとっては重要です。

リモートを用いた会議や面接、打ち合わせは、はからずも自分自身をリアルタイムで見ることになりました。

画面に映った自分は、すなわち他人から見えている自分です。その画像を見て「あれ、自分ってこんな顔だっけ」と意外に思ったり、がっかりしたりした経験はないでしょうか。

ここで皆さん、自分の〝再発見〟をします。その結果、「こんなはずじゃ……こんなふうに見られているのか！」と、脳内イメージとのギャップに衝撃を受けた……そんな人の相談が当院にも増えているのです。

リモートを使い慣れているということもあるのか、特に若い男性が増加傾向にあり、当院への相談件数は2年前の1・5倍に及んでいます。

毎朝、鏡で身だしなみを整えるときにも自分の顔を見ているはずですが、そのときは意識無意識問わず、いちばん良く見える自分をとりつくろっているものです。

そうするとウィークポイントにはあまり意識が向きません。多少気になったとしても「こんなものかな」と見過ごしがちのうえ、毎日見ているがゆえに、薄毛の進行に気づきにくいということもあるでしょう。

ところが、画面になると違います。鏡で自分を見ているときよりも、客観的に、自分は人にこう見られている、という〝素〟に近い姿が目に飛び込んでくるものです。

そうすると余計に、ウィークポイントが際立ってしまいます。

毛髪に関しては、リモートで特に目立つのは生え際。画面に映った自分を見て、「あれ？　こんなに額が広かったっけ？」なんてドキリとしたり、また全体的にボリュームがない、頭頂部がこんなに薄いとは思わなかった、なんてこともあるかもしれません。また逆に画面に映った上司や同僚を見て、「前からキテると思ったけど、かなり薄くなったなあ」とついまじまじと見てしまうことが生じている可能性があります。

実際に、こうしたきっかけで生え際の後退や薄毛を実感して来院される方が増えています。これまでは年齢に伴って髪が薄くなった人の治療が中心でしたが、２０２０年の６月ごろからは若年層の患者が増えてきました。そして来院のきっかけに「リモート映え」やマスク映えを挙げる方の比率が高くなってきたのです。

マスクをしていれば顔の下半分は隠れてしまうので、人の視線はおのずと上半分に行きます。しかも、人間は相手と話をするときに、ずっと目を見つめることはなかなかできないので、どうしても視線は目から外し、そのさらに上、頭髪へ行きやすいということになります。

見られる側も当然、隠れていない上半分を集中的に、気にするようになります。

突き詰めれば、コロナ禍での仕事でいちばん見られやすい、気にしやすいのは頭であり髪、なのです。

「より美しく」――薄毛対策の新たなニーズ

薄毛の悩みといえば男性に多いというイメージがあるかもしれませんが、年々、女性の患者も増えています。当院への女性来院数も、昨年比で約３％増となっており、ゆるやかながらも増加傾向にあります。女性の場合は、〝より美しく〟を目指して相談に来られるケースが増えてきていると感じています。

男性と比べ、「髪は顔とセット」でとらえる人が女性には多いのも特徴です。生え際や額の形を整えたい、といったニーズが多く、女性はどんなに顔の見た目が整っていても、メイクが決まっていても、髪が思いどおりでなければ満足いかない、という気持ちが強い傾向があります。

生え際やヘアラインを整えると、顔全体の見た目に、具体的にどのようなメリットがあるのでしょうか。まず、生え際は小顔見え効果に直結します。生え際を下げると額が狭くなるからです。そして、ヘアラインに丸みがあれば柔らかく若々しい印象になります。

逆に、生え際が後退していると額が広くなるので顔も頭も大きく見えてしまいますし、こめかみ周辺が薄くなり、後退すると、男性っぽい印象になってしまうのは否めません。

　化粧品業界では、口紅の売上は落ちて目元や眉の化粧品が売れていると聞いていますし、おそらくコロナやオンラインの影響もあると思われます。美容への感度が高い人にとっては、生え際やヘアラインなどの顔の輪郭をつくる治療は「より美しくなるための薄毛治療」となり、今までとは少し違うとらえ方になってきました。

　毛髪がない、足りないと感じる方の「マイナスを補う」ための治療から、「見た目アップのためにプラスする」手立ての一つとしてとらえられるようになってきているのです。

「若返ったつもりが、薄毛に!?」美容整形の功罪

　コロナ禍以前からありましたが、女性の来院動機で特徴的なものの一つに、「フェイスリフト後の脱毛や傷跡の修正」があります。

　フェイスリフトとは、頬のたるみを引き上げて若返りを図る、美容外科では非常にポピュラーな施術です。

　こめかみ部分の皮膚を切除し引き上げるというやり方が一般的で、術後に側頭部やこめ

かみ近くの髪の生え際に、程度の差はあるものの傷跡が残りがちです。皮膚の下の剥離操作などを行った場合、治療範囲に抜け毛を起こすリスクがあります。

つまり、若く見せるためにあごやほほのたるみを引き上げたはいいけれど、こめかみ周辺がはげ上がったようになり、不自然かつ老けて見える、というケースが意外と多いのです。

美容外科クリニックできちんと説明を受けたとしても、本人は「たるみを取りたい」ことばかりに目が向きがちで、髪のことは二の次になってしまったのでしょう。また、気になっていた部分がキレイになると、次はここ、その次は……と、別のところが気になるのが人の常です。顔の下半分のたるみがなくなったとたんに、上半分の生え際が目につきだす、ということもあるようです。

さらに、たるんだ皮膚を切除することで、もみあげがなくなってしまうこともあります。もみあげは頭部全体からすればわずかな面積ですが、顔の脇を引き締める視覚効果があります。もみあげがないと、両脇がぼんやりと広く見えるため、顔全体も大きく見えてしまいがちなのです。

薄毛の悩みには、生まれつきなんらかの原因で毛が生えなかったり、事故でのケガで毛が生えなくなったりといったケースもありますが、このようなリカバリーのニーズも存在します。

ひと昔前よりも、美容整形の敷居が低くなってきていることなどを背景に、今後もこうした「修正」は増え続けるのではないかと予想されます。

90年代「細眉ブーム」の反動

ニーズの変化はこれだけにとどまりません。

近年、薄毛治療の領域ではそれまでほとんど見られなかった「思いがけない需要」に驚かされることがあります。

それは「眉毛の植毛」です。頭髪だけでなく眉毛の薄毛に悩む人が、男女ともに増えているのです。

おもな原因は「眉毛の抜き過ぎ」です。90年代、大人気を博した歌手の影響で細眉が流行り、当時の若い女性がこぞって眉毛を抜いていた時代がありました。その頃の抜き過ぎが原因で眉毛が新たに生えてこず、今も眉が薄いままの人が増えているのです。また男性も細めの眉のほうが洗練されて見えるから、と抜き過ぎて貧弱な印象になってしまい、仕事面での悪影響を気にして来院する方もいます。

美容整形後のリカバリーと同様、これも現代社会のトレンドを背景とした、薄毛治療に対するニーズの変化といえます。

薄毛対策も「自己投資」の時代に

昨今のビジネスパーソンや、20~30代の若い世代は、昔に比べ「自分への投資」に積極的な印象があります。なにしろ人生１００年時代ですから、昔のように猛烈に働きさえすれば、それなりに幸せな余生が待っているといったシンプルなものではなくなりました。勉強したり、体を鍛えたり、そして外見にも気を配ったりと、方向性は人それぞれであっても、さまざまな経験を糧に意欲的に豊かな人生を送ろうとする人が増えています。

そして薄毛対策も近年、そんな自己投資の一つになりつつあるのではないかと考えられます。

男女問わず見た目にお金をかけられるようになった時代です。昔から、「良い服を着たい」、「高価な時計やアクセサリーをつけたい」という気持ちがあったように、近年はそれに加え、美容整形に代表されるような、顔そのものを整えたいといった踏み込んだニーズも増えてきました。また、整形を隠さずＳＮＳで公表するなど、オープンにする風潮にもなってきています。

少し前までは、誰にも言えずこそこそした印象が否めなかった薄毛対策も、少しずつとはいえ、自己投資として早いうちからオープンに取り組もうとする気運が高まっているように思います。

さて、どうせ投資するなら、確実なリターンを得たいのは当然です。しかし、薄毛対策はまだ新しい領域だからでしょうか、リターンが曖昧でも仕方がない、という風潮があるように思います。

「この店は高い割においしくなかった」などと辛らつな批判をする人が、薄毛対策となると効果が出そうもないものにお金を払い続けたりします。

自分磨きのための薄毛対策は決して不自然でも恥ずかしいことでもありません。「若いのだから、そんなこと気にしなくていい」などということでもなく、投資に値する課題です。

親子連れ、夫婦、カップルで来院――オープンになってきた薄毛相談

来院のしかたにも昨今、変化が表れてきています。

少し前までは薄毛に悩むご本人が一人で相談に来ることがほとんどでした。家族も含めて周囲の誰にも悩みを打ち明けられない、互いに触れてはいけない話題のようになってしまって言い出しにくいので……という理由からです。

ところがここ数年の間で、親子連れやご夫婦、カップルで来られるケースが増えてきています。

親子連れの場合は、10代後半~20代の息子さんとその親、というパターンで、父親やほかの身内にはげている人が多く、「この子も子どもの頃より薄くなってきた。このままにしていると心配で」と言ってこられるケースが大半です。息子さんの毛髪の状態はさまざまですが、いわゆる猫毛でボリュームが少なかったり、すでに後退が始まっていたりする

ケースが目立ちます。

親としては、遺伝のために息子に肩身の狭い思いをさせてしまうとの責任感からのようで、早いうちに手を打てばなんとかなるのではないかとの思いからでしょう。人は外見だけで決まらない、とはいえ、いざ自分の子どもとなると、就職や恋愛、結婚といった場面で「不利な立場にさせたくないから」というのが親心でしょう。

ご夫婦やカップルの場合はどちらかといえば、女性主導で相談に来られる姿が目立ちます。カウンセリング時にははっきりと「薄毛を治してカッコよくなってほしい」とおっしゃる女性もいます。パートナーにはいつまでも若々しく、堂々としていてほしい、見た目も良くあってほしい、そう願う女性は多いようです。

女性が薄毛の男性に対して持つイメージには、「老けてみえる」「清潔感がない」「人の視線を気にしている」「自分に自信がもてない印象」といったものが多いようです。薄毛の方すべてに当てはまるわけでは決してありませんが、薄毛は好感度を下げる可能性があることを、カウンセリングに来られる夫婦、カップルの女性も敏感に感じ取っているようです。

いずれにしても、ひと昔前と比べれば、薄毛の悩みは少なくとも親しい間柄ではオープンに語られるようになってきているのかもしれません。「人は見かけじゃない、中身が肝心だ」という価値観はもっともではありますが、現実には「そうはいっても……」という場面はいくつもあり、外見のコンプレックスを解消してことがうまく運ぶなら、それに越したことはない、と思うのは当然です。

外見さえ良ければ、ということではなく、見た目には気を配っていてほしいと願うのは、パートナーとしてごく自然な気持ちではないかと思います。

薄毛は髪質や密度にも左右される

薄毛が進行している時、頭皮や毛髪の中でなにが起こっているのでしょうか。ここから少し医学的な話をします。

毛髪の組織は、頭皮の外に出ている毛幹と頭皮の中にある毛包の大きく2つに分けられます。

普段私たちが目にしていて「髪」と呼んでいるのは毛幹の部分ですが、その成長のため

［図表2］毛髪の構造

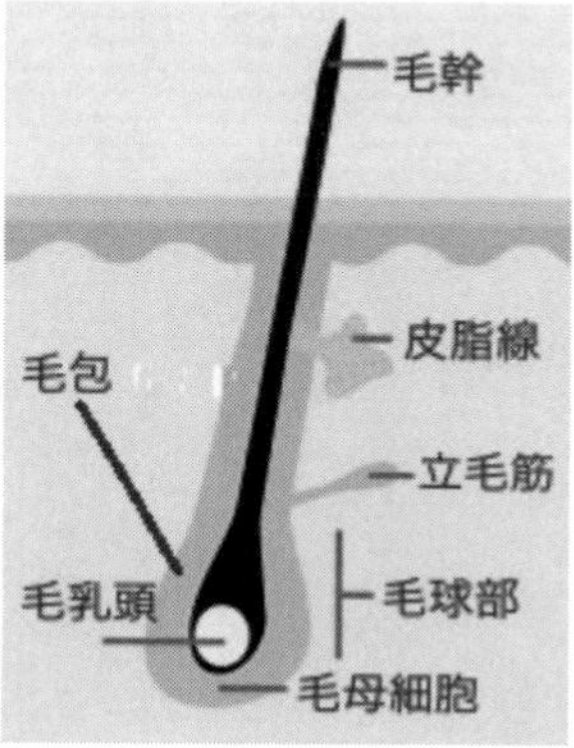

に大切なのはむしろ毛包です。先端の膨らんでいる毛球という部分には毛乳頭があり、毛髪をつくる毛母細胞に指令を出すことで毛母細胞が分裂をしていきます。頭皮の外へ押し出された部分が毛髪となって伸びていくのです。

ぐんぐん伸びる髪はあたかも生きているように見えますが、死んだ細胞の集まりが頭皮から次々に押し出されているだけです。爪と同じように肌の角層が変化してできたものなのです。

毛髪は非常に個人差のある組織です。毛穴の数、本数、髪質、生えるスピードなど、10

人いれば10人とも違うといっていいでしょう。そしてこれら一つひとつの条件が毛髪全体のボリューム感、すなわち見え方を左右します。

毛穴は胎児の時につくられ、その数は基本的に一生変わりません。ただ、一つの毛穴から生える髪は1本とは限らず、2～3本生えることも多いため、単純に毛穴の数＝毛髪の本数とはなりません。

日本人の毛髪の平均本数は約10万本といわれていますが、少ない人で6万本～、多い人では13～14万本ともいわれます。薄毛かどうかは頭皮の面積、つまり毛髪の密度にも関わってきますので、単純に本数だけで定義できるものでもありません。

さらに、毛髪の太さも薄毛に見えるかどうかに関わってきます。毛髪の太さは一般的に、思春期にかけて太くなっていき、20代を過ぎた頃からは加齢とともに細くなっていきます。そのため、20～30代の若い年代でも、髪のボリューム感が物足りなくなり薄毛が気になりだす人はいます。

髪質も体質の一部であり、個人差があります。たとえ本数が多くても、髪質が細く柔らかければ毛量が少なく見えることもありますし、逆に太くてしっかりした毛髪の持ち主ならば、少なめの本数でも髪が豊かに見えるものです。

短い抜け毛はハゲの始まり⁉

毛髪は1日に0・3~0・5㎜ほど伸びるとされ、1カ月で約1㎝に達する計算になりますが、放っておけば延々と伸び続けるわけではありません。

一定期間を経ると自然に抜け落ち、同じ毛穴から再び新しい毛髪が生えてきます。この繰り返しの周期をヘアサイクルといいます。

正常なヘアサイクルはだいたい2~6年で、「成長期」→「退行期」→「休止期」という過程を繰り返しています。そのうち毛母細胞が分裂し髪が伸びる成長期が大半を占めます。毛髪の太さや長さは、このヘアサイクルのうち、「成長期」の長さによって決まるといえます。

成長期を終えた毛包は、2週間程度の退行期で退縮し、その後4カ月程度の休止期に入ります。そして再び成長期に入ると、新たな毛髪をつくり始めます。それまで生えていた毛髪はこの新しい毛髪が伸びるにしたがい、押し出されるようにして自然に抜け落ちるのです。

毛髪は一本一本、ヘアサイクルのスタートが異なります。抜け落ちる時期もさまざまなので、通常は一度にごそっと抜けることはありません。1日あたり50～100本程度抜けるのはヘアサイクルによる自然な生理現象ですので、心配は不要です。

しかし、もし短く細い抜け毛が増えてきたら要注意です。ヘアサイクルに異常が生じ、毛髪が成長期の途中で、十分に伸びきらないうちに抜け落ちてしまっている可能性があるからです。

男性ホルモンと「AGA」の切っても切れない関係

AGAはAndrogenetic Alopecia（男性ホルモン型　脱毛症）の略です。男性の薄毛のいちばんの原因とされているこのAGAは、名称が示すとおり男性ホルモンが強く関わる脱毛症です。ヘアサイクルの過程で行われる毛包内の酵素反応が、男性ホルモンの一種であるテストステロンの関与により異常をきたし、発症するのです。

ただし、男性ホルモンが直接、脱毛を起こすわけではありません。

テストステロンは人体の生殖器や副腎でつくられ血中に入り、全身を巡っています。それが毛乳頭に達すると、「５αリダクターゼⅡ型」という酵素と結びつき、「ＤＨＴ（ジヒドロテストステロン）」というホルモンに変化します。

一方、毛母細胞内にはこのＤＨＴを取り込む専用の受容体があります。ホルモンレセプターとも呼ばれる、いわば受け皿のようなもの。カギ穴に例えることもできます。

この〝カギ穴〟に、ＤＨＴという〝カギ〟がはまると、毛髪の発育を抑制する遺伝子にスイッチが入ってしまうのです。

具体的には、ＤＨＴとその受容体が結合することにより、発毛を抑制する機能があるとされるＴＧＦ－β遺伝子などが発現され、毛髪をつくる毛母細胞の細胞分裂が抑制されてしまうということです。そのため髪が伸びなくなってしまうのです。

先述のとおり、髪が伸びる時期はヘアサイクルのうち「成長期」に当たります。しかし、毛母細胞の細胞分裂が抑制されてしまえば髪は伸びませんので成長期は短くなってしまいます。成長期が短ければ十分に成長せず、細く短い状態のまま抜け落ちてしまいます。

［図表3］AGAのメカニズム

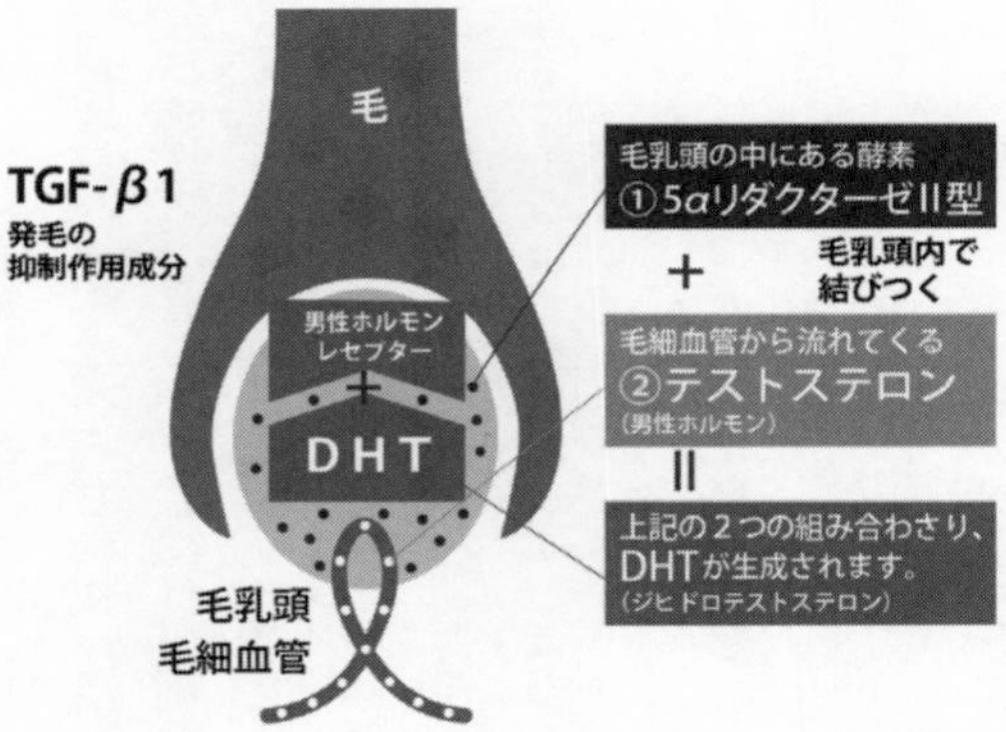

つまり、ＡＧＡは男性ホルモンの働きにより毛髪の成長が阻害され、成長期が短くなってしまう脱毛症、ということになります。

このように、ＡＧＡで問題なのは、単に抜け毛が多くなることではなく、「毛髪が十分に成長する前に抜け落ちてしまう」ことなのです。また、生えている毛髪も十分に育っていない細く柔らかい毛が多くなり、これも薄く見えてしまう要因になります。

そして毛髪をつくりだす毛組織（毛包）自体も、機能が低下するために委縮し小さくなってしまいます。これは一般に分かりやすく「ミニチュア化」と呼ばれることもあります。

ＡＧＡにより毛髪や毛組織に起こる変化は次の3点になります。

・毛髪が成長しきらないうちに抜け落ちてしまう
・十分に成長しないので、毛質が細く柔らかい
・毛組織が萎縮し小さくなるので、毛髪が生えにくくなる

抜け落ちて生えにくくなった結果、生えても細い、これが薄毛です。

なお、男性ホルモンというと、女性には関係ないように思われがちですが、実は女性でも男性ホルモンはつくられます。よって女性のＡＧＡも存在します。

それではなぜ、ＡＧＡになってしまうのでしょうか。

まず、ＡＧＡには遺伝がある程度関係しています。親類にＡＧＡの人が多ければ、なる可能性は高いとされています。ＡＧＡの診断を受けたことがなくても、頭頂部や生え際が薄毛の人が多ければ、その遺伝的形質は受け継いでいると考えてよいでしょう。

ただ、ＡＧＡがいつから始まるかは個人差があります。30代でかなり薄くなってしまう

［図表４］ AGA のヘアサイクル

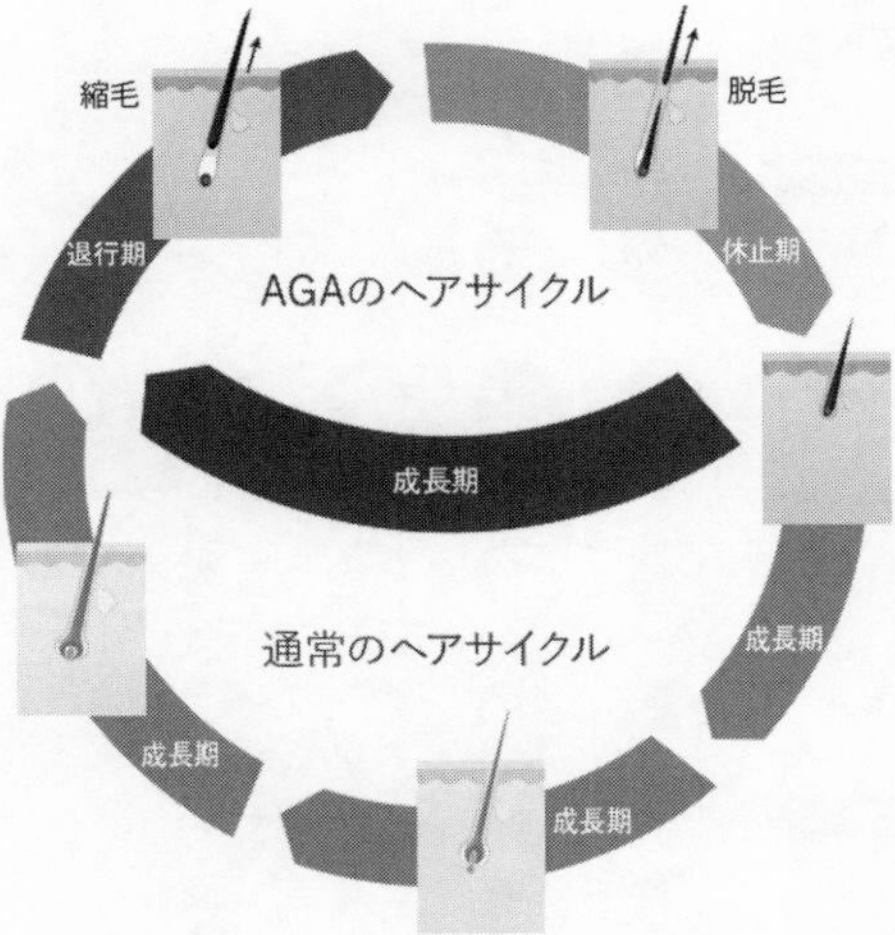

人もいれば、50歳を過ぎて徐々に始まる、という人もいます。親類が皆若いうちから薄毛だった家系では若くしてＡＧＡを発症する可能性は高いですが、一概にはいえません。

余談ですが、男性ホルモンは部位によって働き方が違い、頭部では髪の毛を薄くするほうに関係しますが、体毛やひげは逆に、濃くするほうに働きかけることが分かっています。薄毛の人にとっては「逆だったらいいのに！」と恨めしく思うかも知れません。

［図表5］AGAの分類（ハミルトン・ノーウッド分類）

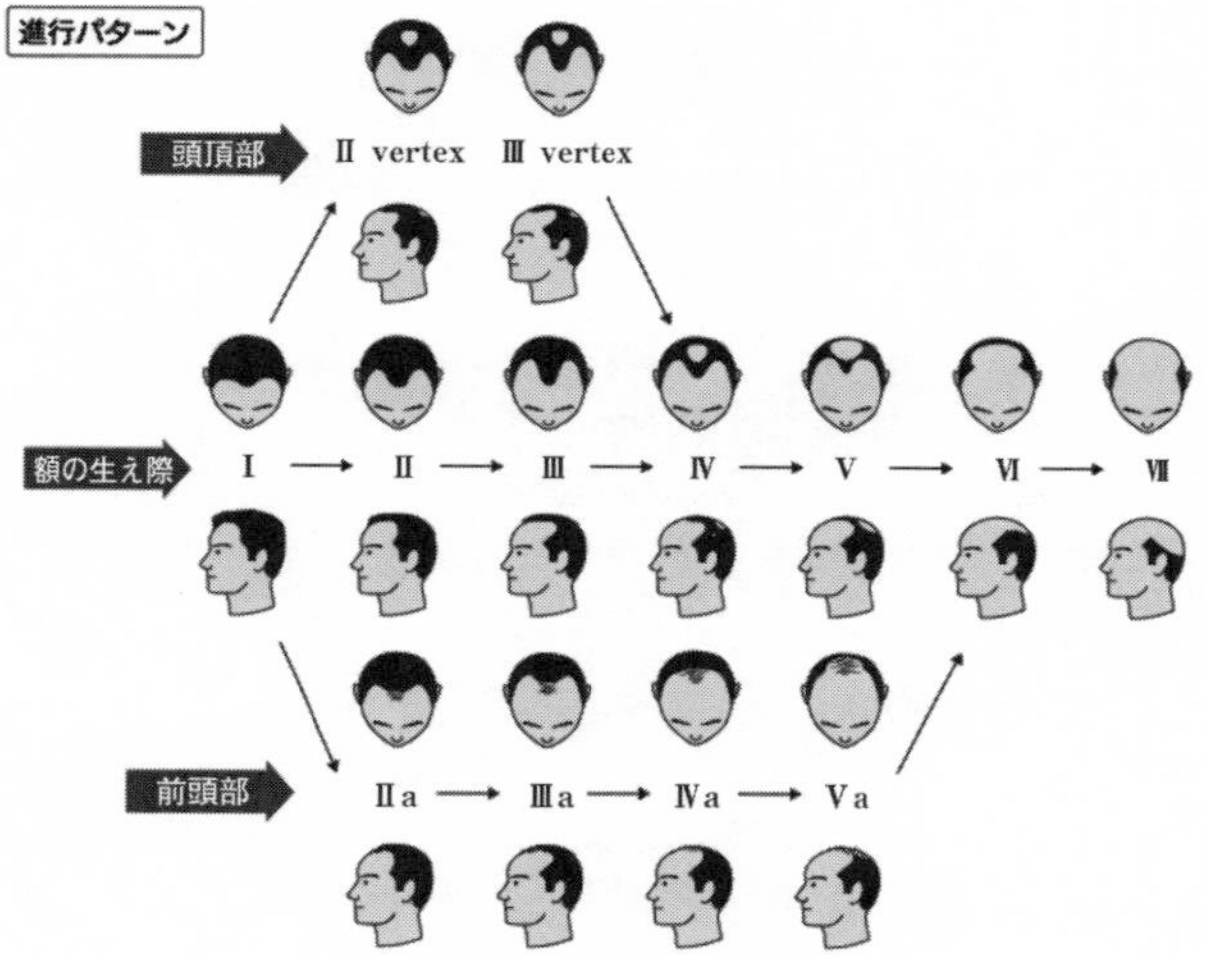

AGAは、症状の出方により大きく3つのタイプに分けることができます。

①頭頂部が薄毛になるタイプ（O形状）

②前頭部の額の生え際から進行するタイプ（M形状）

③前頭部から進行するタイプ（U形状）

おのおのの進行度を一覧にしたものが図表5です。ハミルトン・ノーウッド分類と呼ばれる、国際的に使われている分類方法です。

なお日本人の現状により即した

〝高島分類〟というものもあります。これから分かるように、まず頭頂部や前頭部の薄毛が顕著になり、じわじわと広がっていくのがＡＧＡに共通した特徴といえます。

その理由は、薄毛のスイッチを入れてしまう酵素「５αリダクターゼⅡ型」が、頭頂部や前頭部に集中的に存在しているからです。

脱毛を進めてしまうカギは「ＤＨＴ（ジヒドロテストステロン）」です。男性ホルモンのテストステロンがどんなに多く分泌されても、理論上、それがＤＨＴに変換されなければ薄毛の原因とはなりません。

変換には、５αリダクターゼⅡ型が必要ですから、多く存在している部位ほど薄毛になりやすく、少なければなりにくい、ということなのです。

気づきにくい頭頂部のＡＧＡ

前頭部から薄毛になるパターンには、両サイドに剃りこみが入ったようなＭ字型や、額の真ん中が最も後退するＵ字型といったタイプがあります。多くの人は生え際ラインの毛が細くなったり、抜けやすくなったりといった状態から薄毛に気づくのではないかと思います。

いずれも進行していくと、前頭部の広い範囲で薄毛になってきます。「気がついたらおでこが広くなってきた」というのはこのパターンです。

毎日洗顔や髭剃りの際に自分の顔を見ているとはいえ、以前よりも額が広くなっているかどうか意識してチェックしている人は少ないため、同窓会などで数年ぶりに友人と会った際に薄毛を指摘されて初めて気づくというケースも少なくありません。

言い換えれば、毎日のように鏡を見ているなかで、薄毛になっていることに気づくのは、薄毛が相当進んでいる状態だといえます。

一方、頭頂部の薄毛が顕著となるO型と呼ばれるタイプは、目立ちやすい生え際から始まる薄毛のタイプとは異なり、薄毛が進んでいることに自分ではなかなか気づきにくいといえます。

よく聞かれるのが「エレベーターの防犯カメラで自分の頭頂部を見てショックを受けた」というエピソード。これはつまり、普段、自分の頭のてっぺんを観察する機会がいかにないかということの証拠ともいえます。

体質や遺伝などで薄毛になる可能性がある場合、早期の段階で薄毛に気づくには、こんな「エレベーターショック」に見舞われる前に、毎日の身支度時に頭頂部も鏡でチェックする習慣をつけておくと良いでしょう。

AGAは止められない。だから先手を

AGAのもう一つの大きな特徴は進行性である、ということです。

今はそれほどではなくても将来的に薄毛の範囲が広がることは十分にあり得ます。実際、当院にカウンセリングを受けに来られる方のなかには、今現在は薄毛でなくても、将来的に大きく悩むことになるのでは、といった人も珍しくはありません。

AGAの進行度合いは個人差が大きく、現在の毛髪や頭皮の状態から将来どの程度進行するかの予測は難しいのですが、できる限りの先手を打っておけば、それだけ将来の不安を減ずる助けになりますし、なにより自己判断で効果の不確実なヘアケア剤などに手を出さずに済み、時間とコストの浪費を防ぐことができます。

ＡＧＡ以外の、薄毛を進める原因

薄毛にはＡＧＡ以外にも、加齢や生活習慣が影響します。

ＡＧＡでは毛包のミニチュア化が進んでしまう、という話をしましたが、これは自然な老化現象によっても起こります。高齢になるほど毛包は小さくなり、つくりだされる毛が細く短くなってしまうのです。

これにより、頭髪が全体的に薄くなる現象が起こりやすくなります。これは、老人性脱毛症と呼ばれています。

このように症名がつくと、特別な病気のように思われるかもしれませんが、おおむね50歳を過ぎれば誰でも、毛包のミニチュア化は起こってきます。また、加齢で毛包内のある種のコラーゲンも減少し、それが毛包幹細胞と呼ばれる毛髪をつくるもとの細胞の機能を阻害するために毛がつくられにくくなる、という説もあります。

いずれにしても、歳は誰でも取りますので、ＡＧＡの家系でなければ死ぬまで薄毛にならないというわけではありません。薄毛は加齢現象の一つでもあり、個人差はありますが誰にでも起こり得るということです。

一方、タバコやストレス、冷え、睡眠不足などの生活習慣が薄毛を進めてしまうこともあります。これらは薄毛を起こす直接的な原因であるとは証明されていませんが、いずれも血管を収縮させ、血行不良になる要因であることは分かっています。特に頭頂部やつむじはもともと血行が悪くなりやすい部位なので、影響が出やすいのです。

つまり理屈の上では、頭皮や毛包へ栄養を届ける血液が行き渡りにくくなるので、毛髪の健康にとって良くないということがいえます。

例えば禁煙すれば毛が生えるとか、薄毛が治るとはいえませんが、しないよりはするほうが薄毛の進行を遅らせるなど毛髪にとってプラスです。

ストレスも同じで、それが直接脱毛を起こすわけではありません。そもそもストレスとは自律神経のうち緊張や興奮をつかさどる交感神経が活発になった状態を指します。このとき血管が収縮するので、毛細血管から毛包への栄養の供給もされにくくなります。そのため、直接ではないものの、まわりまわって毛髪に影響を与えていると考えられます。

「ストレスで10円ハゲ」は誤り

ＡＧＡは脱毛を進める病気の一種といえますが、もう一つ、病的な薄毛として若い人にも多いのが円形脱毛症です。

かつてはストレスや血行不良が原因で起こると考えられていた円形脱毛症ですが、今は異常な免疫反応で起こる自己免疫疾患の一つであることが明らかになってきています。

免疫とは、体にもともと備わっている防御のしくみで、ウイルスや菌といった体にとって有害なものを排除するよう働きます。

ところが自己免疫疾患では、自分の正常な体の組織を異物と判断し防御してしまうのです。円形脱毛症の場合、免疫が正常な毛包を敵とみなして攻撃し、毛髪が生えないようにしてしまうというわけです。

よく、強いストレスで円形脱毛症になった、というような話を聞きますが、ストレスそのものが原因になるわけではありません。ストレスはあくまで発症の引き金に過ぎないのです。

円形脱毛症のなりやすさは、体内にあるＨＬＡと呼ばれる遺伝子が左右することも近年の研究から分かってきました。

ＨＬＡはいうなれば「白血球の血液型」。いわゆるＡＢＯ式血液型は赤血球の表面にある抗原で分類され、ご存知のようにＡ、Ｂ、Ｏ、ＡＢの４種類ありますが、白血球の型は現在分かっているだけでも１万８０００以上と、非常に多くのタイプに分けられます。このなかに、円形脱毛症になりやすい型があると考えられています。

円形脱毛症には10円玉大に一つだけ脱毛してしまう単発型、複数できてしまう多発型、すべての頭髪が抜けてしまう全頭型などのタイプがあり、ＨＬＡの型によっては特定のタイプになりやすいことが分かりつつあるのですが、まだ詳しくは解明されていません。また、その型を持っている人が全員、円形脱毛症になるわけではありません。

多彩な要因が絡み合う女性の脱毛

近年は女性も薄毛の悩みを訴える人が増えてきており、医療界でも女性の薄毛診療を体系化する動きが活発になってきています。

その一つとして、日本皮膚科学会による最新の脱毛症治療ガイドラインに、女性型脱毛についても記載されるようになりました。ガイドラインの名称も「男性型脱毛症診療ガイドライン」から、改訂後は「男性型および女性型脱毛症診療ガイドライン」と変更になりました。

男性の場合は、若い時分から「自分って薄毛の家系だよな」と察しがつくものです。おじいさんやお父さんの頭を見ていて自分もああなるときがくるのではないか、と、ある程度覚悟ができていたという人も少なくありません。

一方、女性は男性に比べると症状が出にくいので、自分でよほど注意していないと、薄毛になっていることが分かりづらいといえます。

いつも気にしているような人なら30代後半から40代に、あやしいな、と思い始めるかも知れません。ただ、この年代は仕事や子育てなどいちばん忙しい時期でもあり、自分の身なりは後回しにしがちです。気にはしていてもそのままにしていて、子育てが終わって一段落したときに薄毛になっていることを実感した、というケースもよく見られ、50代を過ぎると4人に1人は、薄毛に悩んでいるともいわれます。

女性の薄毛は多くの場合、おもに分け目のところから始まり、染み出るように広がっていきます。男性のほうが比較的、境界線がはっきりしているのに対し、女性は一見しただけでは境界線が分かりにくく、髪をかき分けてみて初めて、ああこの辺が確かに薄い、と確認できるケースが多いのです。これをびまん性脱毛といいますが、そもそも他とは原因が違うので、進み方も異なります。

男性の場合は症状の多くがＡＧＡです。２年から６年はあるはずのヘアサイクルの成長期が短くなってしまい、本来なら太く長く成長するはずの毛髪が、そうなる前に、成長期が終わり脱落してしまうというものです。

一方、女性の薄毛は、要因が多岐にわたるのと、症状も実に多種多様となっているのが特徴です。

女性にもＡＧＡによる脱毛はあります。先述のとおり女性の体の中でも男性ホルモンがつくられているからです。その割合は男性の10分の1～20分の1と少ないものの、ＡＧＡによる脱毛症は女性にも起こることが分かっています。これは、男性のＡＧＡと区別して、女性を示すFemaleを頭につけ、ＦＡＧＡと呼ばれています。

ＦＡＧＡも男性のＡＧＡと同様、複数のタイプに分けられます。特に閉経以降、女性ホルモンが急減することにより相対的に男性ホルモンの割合が増えることが、発症の一因ではないかと考えられています。ただし、女性に多く見られるびまん性脱毛は、男性ホルモン以外にも要因があり、しかも複数絡み合っているというのが定説になっています。

びまん性脱毛のなかでも、女性に特徴的な脱毛として知られているのが慢性休止期脱毛症です。これは、休止期の毛包が増えてしまうことで起こります。

通常、男女問わず頭髪全体における休止期の毛包は10％程度とされていますが、この病気では20％以上が休止期になってしまうため、薄くなってしまうのです。頭部の広範囲が薄くなることと、細くなったり柔らかくなったりなどが特徴です。

なぜ休止期の毛包が多くなってしまうのか、その一つには、閉経後の女性ホルモンの急減が考えられます。

女性ホルモンのエストロゲンにはもともと、髪にハリやこしを与える働きがあるので、閉経後急減しホルモンバランスが乱れることでそれらが失われるために、成長も遅くなってしまうことが考えられます。

実際、高齢女性の毛包を観察すると、明らかに成長を続ける毛包が少なくなっています。つまり、抜け落ちたあとに次の毛髪が生えてくるまでに時間がかかるということです。そのため相対的に、育つ髪よりも抜ける髪のほうが多くなるので、薄毛になっていくのです。

しかし、栄養状態の悪化、貧血、ストレスなども関わっているといわれており、原因の特定は困難です。さらに、膠原病や甲状腺疾患でも脱毛は起こりますし、無理なダイエットもホルモンバランスを乱すため、薄毛の遠因になるといえるでしょう。加齢やもともとの体質も毛の抜けやすさに関わってくるなど、女性の薄毛は複雑なケースが多く見られます。

また女性の薄毛は男性ほどには男性ホルモンの関わりが解明されてはおらず、男性ホルモンの影響だけでは病態が説明できない場合も多いため、近年では、女性の脱毛症を、より広義なＦＰＨＬ（Female Pattern Hair Loss）と総称することもあります。病的な脱毛については、先述の円形脱毛症のほか、頭皮の皮脂分泌が過剰になり毛穴をふさぐことで脱毛が進む脂漏性皮膚炎や、分娩後の一時的なホルモンバランスの変化で起こる分娩後脱毛症なども、女性に多く見られます。

このように、薄毛は科学的に研究が進んでおり、メカニズムが次々と解明されてきていますが、それに対し、予防や治療法の開発が追い付いていない、というのがわれわれ薄毛治療の専門家の考えです。その結果、市場には効果があいまいな商材が溢れ、薄毛に悩む人に不利益をもたらしていることに強い懸念を抱いています。

［第2章］

情報過多で正しい治療法にたどり着けない――現在の薄毛対策の問題点

情報はたくさんあるのに、〝答え〟がない

さまざまな薄毛の悩みを抱えた患者と話すにつけ、皆さん本当によく、薄毛対策について調べているなあと感心させられます。

育毛剤や発毛剤を両手に余るほどの種類を試してきた、髪に良いといわれるサプリを片っ端から取り寄せた、口コミで評判のヘッドスパにも通いつめ、増毛やカツラも……数え上げればきりがありません。なかには私も聞いたことがないような、海外製品の名前を列挙する方もいます。

そしてほとんどの方が、今まで驚くほど多くの対策にトライしては落胆し……を繰り返しています。もちろん最初から植毛に興味をもち、当院に来られた方もいらっしゃるのですが、まずは気軽に手に取りやすいシャンプーなどのヘアケア商品から始め、あれもこれもと手を出しているうちに、育毛剤やサロンへ……と、どんどん多額なものにはまったというケースをよく聞きます。

その間、どれほどの年月を費やしたのか。統計を取ってはいないのですが、長い人では

20歳前から気になりはじめ、10年以上もんもんとしてきた、という話も聞きましたし、一度は諦め、薄毛とともに生きようと受け入れはしたものの、周囲の視線や茶化しに耐えられず中年以降になって一念発起、ありとあらゆる方法を試した末、当院にたどり着いたという60代半ばの男性もいました。

外見が気になりだす思春期前後から何十年もの間、来る日も来る日も薄毛のことが頭から離れない、という方もいます。

「いつになっても、終わりが見えない」――カウンセリングに来られたある方が以前、ぽつりとつぶやいた光景が今も脳裏に焼きついています。「次こそは」「今度は違う」と、目新しそうな情報に飛びついては「期待していた効果は出なかった」と後悔し、「やるんじゃなかった」と、自己嫌悪のスパイラルに陥ってしまうのです。

「必死になっている自分が、ふとむなしくなることもあるんです。報われそうにない努力だと分かっているけど、やめてしまうと自分を見捨ててしまうような気がして、やめられないんです」

間違いだらけの薄毛対策

薄毛に悩む人が次から次へとさまざまな商品やサービスに手を出しては挫折を繰り返してしまうのは、情報過多であることも意味しています。

情報量は十分。しかし質はといえば十分ではありません。

テレビやラジオ、雑誌などのメディアが正しい情報だけを伝えてくれるのであれば、なんの問題もありません。しかし現実には、そうした情報のかなり多くが真実を伝えていない……。つまり、疑問をもたざるを得ないような、まやかしや誇大広告が氾濫していることが、薄毛に悩む人を増やしているのではないか、というのが薄毛治療の専門家である私の考えです。

近年はインターネットによる情報収集もごく身近になりました。今や60~70代の方でもスマホを使う時代。薄毛に関する情報も、インターネットをおもな情報源としている人がたいへん多くなっています。一回の検索で、手軽に大量の情報を閲覧することができるインターネットは確かにとても便利で、知識を増やすのに役立ちます。

しかし、薄毛対策の収集策として本当に賢いやり方でしょうか。

自分が利用することで得られる効果や安全性、費用面などのメリット・デメリットが明確に分かり、利用に値するか判断できるかといえばインターネットはそこまで教えてはくれません。調べたいものに手当たり次第ヒットはしても、情報の信頼性まで精査して、本当に探しているものはこれです！と答えを出してくれるわけではないのです。

その結果、「これ、良さそう！」と飛びついて実行してみても、お金や時間をたっぷりかけた割には手ごたえが今ひとつ、を繰り返してしまうのです。

この点では雑誌やテレビ等のほかのメディアも同じで、おうおうにして利点は大きく喧伝しても、不利な点は法律に触れないぎりぎりの最小限にとどめていたりします。

医療者の立場から、薄毛対策の現状を憂いています。

〈シャンプーなどのヘアケア製品〉

薄毛が気になり始めたとき、多くの人がまず試してみるのが薄毛に良いとされるシャンプー類ではないでしょうか。

値段は千差万別ですが、普通のシャンプーに比べれば高いものの、手が出ないほどではありません。見方を変えれば、２０００～３０００円程度なら手が届くから自分でケアしようと思う人もいると思います。テレビやラジオ通販で紹介されるもののなかには、番組放送後に注文が殺到するようなヒット商品もあるようです。

しかしながら、私のような医療者から見れば、これは子どもだましのようなものであり、薄毛対策としてはまったく的はずれなアプローチです。発毛と薄毛のメカニズムから考えれば、髪に良いとされる成分が入ったシャンプーを使ったところで、薄毛が治るわけはないのです。

育毛シャンプーには、髪にいいケラチンなどが入ったものもあります。確かにケラチンは髪を構成する重要なタンパク質です。しかし、外用剤のようにしっかり時間をかけて吸収させるならまだしも、育毛シャンプーやトリートメントを短時間つけたところで、ケラチンが毛組織に吸収されるわけはありません。

例えば、「髪にハリ・コシを与える」といった宣伝文句で販売されるシャンプーやトリートメントを使うと、確かに見た目や触った感じに変化が表れることがあるかもしれません。しかし、これは単なる「コーティング」のせい。すでに生えていた髪が薬品によってコーティングされたために、ハリやコシが出てきたように錯覚するだけであり、「新たな毛が生える」「毛が増える」というニーズに応えられているわけでもなければ、毛髪そのものの性質が丈夫になるわけでもないのです。

そもそも、毛髪は毛包から生え始め、分裂を繰り返しながら伸びるものです。つまり成長の源は頭皮の奥にあり、シャンプーなどの外からつけるものの影響は受けないのです。ましてや生物学的な性質まで変わるはずはありません。

育毛シャンプーなどを使うことで、多少毛が太くなったり現状維持ができたりする効果はあるかもしれませんが、薄毛自体が治るわけではないのです。

それが分かっているうえで、自分で納得し、気に入って使う分には問題ありません。見せかけのボリュームが出るだけでも満足ならそれでよいのです。しかしこれで薄毛が治るはず、と過剰な期待をもっていたとしたら〝沼〟の始まり。薄毛が進行し始めている段階で使用しても、発毛効果は得られません。

それにもかかわらず、「効くかも、効きそう、もう少しねばってみよう」と、効果のないものをだらだらと使い続けたり、より高価な商品やサービスに手を出したりするとずぶずぶと深みに自らはまっていってしまうのです。

商品説明には、髪に良いとされる成分がこれでもかと並び、アピールされていますが、どんなふうに良いのかまで詳しく書かれている広告は果たしてあるでしょうか。体験者談を読んでも「使い心地が良かった」「洗い上がりが気に入った」など、使用感の話が中心で、発毛したというコメントは見たことがありません。

それもそのはず。実際に毛が生えたなどと書こうものなら、薬機法に触れるからです。裏を返せば、発毛の効果効能を謳える成分は入っていない、ということです。

それにもかかわらず、「このシャンプーを使っていれば毛が生えてくるはず」と信じて使い続けるうちに、薄毛はどんどん進行していきます。そして、ますます手遅れになってしまうというわけです。

育毛剤や発毛剤と呼ばれるものも同じです。クリニックのみで取り扱っている専売品のなかには、ある程度は使う意味があるものも存在しますが、市販のものは科学的な根拠に乏しく、おまじないに近いものと考えるほうがいいでしょう。

特に前頭部は、近年の研究では外用薬も効きづらいことが分かっています。クリニックで処方する医薬品でも限界があるわけですから、ましてや市販のヘアケア剤であきらかな効果が得られるはずがありません。

それどころか、スーッとするような刺激が強いヘアケア剤の場合は、人によってかぶれのもとになることも。専門的には接触性皮膚炎といって、ひどくなると皮膚科で治療をしなければならなくなります。

したがって、テレビや雑誌広告の売り文句に過度な期待をするのは考えものです。巧みな文言で、薄毛のコンプレックスに付け込み、これをやりさえすれば髪が生えると思わせるのが常套手段です。

情報だけが過剰に流布されている割に、効果という点では実に心もとない、それがいわゆる薄毛ビジネスの実態といえるのです。

〈サプリメント、食品〉

最近は、髪に良いとうたうサプリメントも登場してきているようです。タブレットやカプセルといった、薬によくある形状のものが多く、摂取し続けると効きそうなイメージがあるかも知れません。

しかし、サプリメントは薬ではなく、食品の分類に入ります。いわゆる栄養補助食品です。

栄養失調になると抜け毛が増えるのは事実です。しかし、今の日本の食事情を考えると、毛が抜けるほどの栄養失調に陥るケースは非常にレアであると考えるのが普通でしょう。もっとも、栄養はまず生命維持のために優先的に使われ、髪や皮膚への供給は後回しになるという考え方もありますので、髪に栄養を与えるためにサプリを利用することを否定はしません。しかし基本的には、普段の食生活で十分補えるものと考えます。

それでは食生活の見直しで薄毛は治るか、と言えば、それは難しいと言わざるを得ません。サプリにしろ、普段の食事で摂る食材にしろ、仮にそれで毛が生えてきたら、とっくに医薬品になっていることでしょう。ただ、質の良い食生活を送ること自体に悪いことはありませんから、毛髪の健康維持のために心がけるのは良いことだと思います。

〈サロンなどの施設〉

育毛サロンや発毛サロン、ヘッドスパといった施設はどうでしょうか。リクライニングやベッドに横たわったままで、洗髪やマッサージを受けるのはリラックスできるでしょうし、気持ちがいいかもしれません。確かに、頭皮マッサージには頭皮の血行を促す作用があり、頭皮の血行が良くなれば、発毛の促進につながるとも考えられます。しかし、どんなにマッサージを受けて血行が良くなったとしても、それは一時的なものです。発毛に直結するほど持続するとはとても考えられません。

つまり、こうした施術が発毛に効果的とは言い難いのです。

ただし、これも先ほどのヘアケア剤と同様、頭皮マッサージで気持ちが良くなることに価値を見出しているのなら、受けること自体を否定はしません。癒しなりリラクゼーションなりを得るだけで満足、というのであれば、サロンへ通いつめたとしても問題はないでしょう。しかしながら、その施設がもし「発毛効果」を掲げており、通う人がそれに期待しているとしたら大いに疑問です。このようなサロンで頭皮マッサージやヘッドスパは受けられても、直接的な発毛はまったく期待できないからです。

先述のシャンプーや育毛剤しかり、サロンでの施術しかり、健やかな頭皮環境を整えるという点ではメリットがあるのかもしれません。しかし、どんなに頭皮の外側からアプローチしたところで、その人の毛髪がもっている生物学的性質まで変わることはあり得ません。毛髪は自然に抜けるもの、という本来の性質はいわずもがな、ほかの人よりも抜けやすい性質も変えることはできないということです。

実際、高額な料金を払ってサロンへ通い続けても、発毛の効果は得られません。

会員制などと銘打って、高額な年会費を取ったり回数券を買わせたりするところもあります。途中で退会したい、通うのをやめたいと告げようものなら、強力な引き留めに遭うことも少なくないようです。

「施術を受けていなかったら、今よりもっと薄くなっていましたよ」「ここまで続けたのにもったいない。もうすぐ効果が出るのに！」「今はヘアサイクル（毛周期）を整えている時期。あともう少しで生えます！」……これらが、引き留め工作でよく使われるフレーズです。

こんなふうに言われたら、長年、薄毛に悩まされてきた人は後ろ髪を引かれることでしょう。それまでに、すでに大金を支払ってきた人も大勢いるはずです。そうした身にとっては「今までの回収をしなければ」「払った分だけ元を取らねば」との思いが横切るのもまた正直なところ。きっぱりと縁を切ることができなくなるものです。

今までさんざん期待外れに終わったにもかかわらず、つい「本当かもしれない。あともう少しで生えるかもしれない」。そう信じたくなり、やめる決心がゆらいでしまう……こんなことの繰り返しによって、気づいてみたら何百万円も〝貢いで〟しまう人も珍しくありません。

現在の科学では、毛髪をゼロから生やすことは難しいのです。その事実をきちんと伝えない発毛法や育毛法は、貴重な時間とお金の無駄以外のなにものでもありません。

〈カツラ〉

今まで話してきたヘアケア剤やサプリ、ヘッドスパなどは、薄毛が気になり始めた段階で利用されることが多い対策ですが、どこからどうみても薄くなってしまった段階で取れる方法は、大きく2つです。

それは「治す」か「隠す」です。

どちらを選ぶかは、本人の価値観次第です。治すことを諦めて隠すことに徹するか、治すほうへ舵を切るか、ということになります。

医療者の立場から先に見解を申しますと、「隠す」は根本的な解決策ではないうえ、頭皮や今ある毛髪への良くない影響も考えられるので、あまりおすすめはできません。

今まで当院に来られた方の話を聞いても、長年にわたりカツラや増毛で隠してきたが、最初から「治す」ほうを選択すればよかった、という声のほうが圧倒的に多数です。隠す対策の代表格といえば「カツラ」です。かぶりさえすれば瞬時に増毛しますので、見た目をすぐにでも変えたい人には有用といえます。かつてはほぼ男性向けのものといったイメージでしたが、最近では女性のカツラも登場しています。カツラではなくウィッグという呼び名の効果もあってか、女性も抵抗が少なくなったようです。

中心購買層は50~60代の髪の分け目やつむじの薄毛が気になる女性ですが、最近では産後脱毛などに悩む20代女性もカツラを使うことが増えています。

カツラ自体はいけないわけではありません。例えばがん治療や病気による脱毛に対しては医療用のカツラがあり、見た目やＱＯＬ（生活の質）を高める意義があります。男女を問わず、カツラの大きなメリットはまず誰が見ても分かる圧倒的な増毛感です。しかもカツラをつけた時から間違いなくそれが得られます。

しかし、デメリットも少なくありません。

まずは違和感です。カツラはいってみれば「高級なオーダーメイドの帽子」です。ファッションの一部なのです。自分の頭髪ではない被り物なのですから、どんなにナチュラルさを謳った製品であっても、つけていないのと同じ、というわけにはなかなかいきません。

薄毛を隠したいがためにカツラをかぶる場合、かぶると一度にどさっと増えますので、「増えた」ことがことさらに分かり、不自然さが増す訳で、それはちょっとジレンマではないかとも思うのです。

ほかにも、メンテナンスが面倒であることや、カツラがばれるのではないか、またいつ外れてしまうか、落ちてしまうかと、心理的不安に陥りやすい点も、デメリットといえます。

頭皮や残っている毛髪への影響も心配されます。頭が蒸れて不快なうえ、雑菌が繁殖しやすく衛生上良くないからです。

カツラはスタンダートなかぶるタイプのほか、ピンで取り付けるタイプや貼り付けるタイプ、編み込むタイプなどもあります。ピンで取り付けるカツラの場合、いつもピンで引っ張られている部分がはげてしまうこともあります。貼り付けるタイプは、粘着性のある医療用テープに人工毛を付けたもので、おもに頭頂部や、前頭部のＭ字の生え際など、かぶるよりもつけるほうが定着しやすいと思われる部分に使われます。

メリットはワンタッチで貼り付けられ、一瞬にしてフサフサな見た目に変えられることです。薄毛であったことを知らない相手にはまずばれません。しかし、粘着部分が蒸れて炎症を起こし、かぶれてしまうこともままあります。また、うまく貼ったつもりでも、継ぎ目が見えてしまうリスクもあります。

元からある髪の毛に編み込むタイプは、かぶるカツラと違い、ずれる心配はないものの、自前の髪に固定するので自分で取り外すことができません。洗髪も専用のサロンでしてもらうしかなく、汗をかいたから自宅で、と気軽に洗うことができないのです。頭皮の汚れもかゆみもがまんしなければならず、どうしてもかゆいときにはスティック状の器具でカツラの合間をぬって掻くしかなくストレスになります。

さらに、「カツラは意外と費用がかかる」ことも見逃せません。

広告では「1日250円から」「1カ月4500円」などと日割や月割換算された金額が提示されていることも多く、一見、ほかの薄毛対策と比べても割安感があるように映ります。しかし、年単位や5年、10年利用し続けた場合、いくらになるのかはこうした広告からは分かりません。総額でいくらかかるかを前もって提示しないのが、カツラ業界の定石のようです。

カツラは1つつくればそれだけで一生もつ、というわけにはいきません。つまり相応の「維持費」がかかるのです。

カツラをかぶり続けるには、月々のメンテナンス、つまり自毛の調髪とカツラのクリーニングが欠かせません。カツラはただかぶっているだけであっても、れっきとした「消耗品」です。ほつれなどの傷みが出ることもあり、そうなると修理代もかかってきますし、大事に使っても3~5年程度で買い替えを検討しなければなりません。

さらにカツラは、1つだけつくっておけば良いというわけにはいきません。修理が必要になった場合は、その間スペアをかぶりますので、最低2つは同時に購入する必要があります。

こうした、ランニングコストも含めた総額を出すと、かなりの高額となります。「1日250円」と言われれば、それなら手が出るかな、と思っていても、結局数十万円、100万円、それ以上、と大金を注ぎ込まざるを得なくなった、というケースが多いのです。

比較的ローコストの、部分的に張り付けるタイプのカツラでしのいできた人も、かぶれや薄毛の進行などで使い続けることに限界を感じ、本格的なかぶるタイプのカツラへと向かう人も多くいます。そうなると結局、コストがかさんでしまいます。

しかも、一度カツラをかぶれば、外した姿では人前に出られません。お金が続かないからもうやめます、というわけにもなかなかいかないのです。

確かに薄毛のコンプレックスは解消できるかもしれませんが、新たなさまざまなストレスと一生、付き合っていかなければならないかも知れないのです。

〈増毛〉

それでは、増毛はどうでしょうか。

増毛の方法にも複数ありますが、今、おもに行われているのは結着増毛といわれるやり方です。これはもともとある毛髪に、人工毛を人の手で結びつける方法です。

カツラのようにかぶらずに済み、ボリュームアップができることや、すべて人工毛であるカツラに比べると自分の毛髪と混ざる分、ナチュラルに見えるという点はメリットといえます。

しかし、この方法は結びつけるための〝土台〟が必要です。いうまでもなく自分の毛髪のことです。ある程度の量がなければ思うようなボリューム感が得られないこともありますし、あまりに少なければ増毛そのものができない場合もあります。

しかも、ＡＧＡは進行性ですから、今は良くても、いずれ限界が見えてきます。そうなるとそれまで増毛にかけてきた費用や時間はなんだったのだろう、とむなしくなることも否めません。

加えて、カツラ同様、増毛においても定期的なメンテナンスが必要になります。当然のことながら、結びつけられた自毛は時間とともに伸びてきます。それにしたがい、結着した人工毛の部分が盛り上がってくるなど、違和感が出てきてしまうのです。10日もすればかなり不自然な見た目になってしまいます。

そのため、定期的に結び直したり、人工毛を替えたりする必要があるというわけです。放っておくとぼさぼさになったり、毛玉ができたりして、逆に悪目立ちしてしまいます。結び直しも手作業ですから、費用がかさんでしまいます。また、結びつけられた自毛も傷んだり抜けやすくなったりする恐れがあります。

これがずっと続くとなると、金額面も精神面もかなりの負担になってしまいます。実は、これこそが企業側の狙いであるケースも多いのです。その一つに、増毛自体をカツラメーカーが行っていることがあります。

そもそも増毛は、カツラには抵抗がある、でも増やしたい、そんな人が、このくらいなら……と始めることが多いのです。カツラメーカーとしても、いきなり高価なカツラは簡単には売れないことは分かっています。

そこで、まずは増毛を試してみませんか？と、増毛をカツラの〝入口〟にするのです。そして、増毛を始めたもののメンテナンスが面倒で嫌気が差したところに、「それならばカツラにしませんか？」と〝ステップアップ〟をもち掛ける……、こんなビジネスモデルが成り立つわけです。

薄毛難民にしてみれば、救いの手を差し伸べられてもいずれその手をほどかれてしまうということに。永続性がない対策は、安心感も長続きしない好例といえます。

〈増毛パウダー〉

知る人ぞ知るロングセラーに「増毛パウダー」というアイテムがあります。

これは静電気によって自毛に細かい繊維状のパウダーを付着させ、毛量を多く見せるものので、パウダーとはいえ落ちにくく、ナチュラルに見え、しかも手軽とあって、長年愛用している人も少なくないようです。

しかし、薄毛の範囲が広くなればなるほど使う量も増え、振りかける手間も時間もかかります。そして、カツラと同じように、なくなったら周囲にばれてしまいますので、「きらしてはならない」とのプレッシャーが付きまといます。

私の知人の一人に、今使っているものがなくなったときのためにと、常にスペアを持ち歩き、さらに、それをもし紛失したらたいへんなので……と、結局何本も常備している人がいます。長期出張ともなると、仕事用のカバンとは別に、増毛パウダーだけぎっしり詰めたサブバッグを持ち歩かないと不安だそうです。

もちろん、こうまでしても自分が納得していれば問題はありませんが、一生使い続けることを考えれば費用や手間はやはり負担になるものと思われます。

ここまで「隠す」対策についてお話をしてきましたが、共通しているのは「隠し事があること」そのものがストレスになるということです。ストレス社会と呼ばれる現代において、ストレスを抱えることで人生の楽しみが半減してしまうのはもったいないと思います。

投薬治療にも〝限界〟がある

それではもう一つの選択肢である「治す」はどうでしょうか。

薄毛は診断名でいえば脱毛症ということになり、日本皮膚科学会が作成した、治療指針や各治療の推奨度などを示した脱毛症診療ガイドラインも存在します。当院では、それに沿って科学的根拠のある治療を行っています。

AGA治療では、AGAの原因物質DHT（ジヒドロテストステロン）の生成を抑制する「フィナステリド」と、発毛効果や頭皮の血行促進効果がある「ミノキシジル」を使ったものが一般的です。

フィナステリドはもともと、前立腺肥大症の治療薬として米国で開発されました。ところがこの薬を服用した患者に、毛髪が増える症状が現れたとの報告が相次いだのです。

そもそも、前立腺肥大症の発症には、AGAを引き起こすもととなるDHTが関わっています。DHTが前立腺にある受容体と結びつくことで肥大を招くのです。

フィナステリドは、このDHTの生成を阻害する働きのある薬です。具体的には、男性ホルモンのテストステロンに作用する酵素である５αリダクターゼⅡ型を標的とし、テストステロンがＤＨＴに変換されないようにするのです。

この働きにより、毛髪においてはヘアサイクルの成長期が短くなるのを防ぎ、脱毛が起こらないようにする効果が認められ、ＡＧＡ治療薬として使われるようになった、というわけです。

フィナステリドは１９９０年代に米国でＡＧＡの治療薬として認可されて以来、世界各国で承認が相次ぎ、日本でも２０００年代にプロペシアという商品名で上市されました。

その後、フィナステリドと同様の効能をもつデュタステリドという薬も発売されています。こちらは商品名をザガーロといい、ＡＧＡ発症に関与するとされるもう一つの酵素５αリダクターゼⅠ型も阻害する作用をもちます。そのため、Ⅱ型のみに働きかけるフィナステリドよりも強力とされていますが、承認されてからまだ年数が経っていないため、長期使用した場合に体にどのような影響があるかなど、はっきり分かっていない部分もあり、今のところはフィナステリドを第一選択薬とし、デュタステリドはフィナステリドが効きにくいケースで検討されることが多いです。

いずれの薬も、毛髪の成長期の短縮を防ぐものなので、細く短い毛髪を、太く長くする効果が期待できます。よって、これらの薬品は「脱毛予防」「現状維持」の目的で処方されます。

一方、ミノキシジルは医学的に発毛効果が認められている薬です。育毛剤のＣＭなどで見聞きしたことのある方も多いと思います。

このミノキシジルも、フィナステリドと同じく最初からＡＧＡの薬として開発されたものではありません。もともとは血圧降下剤として高血圧症などに使われていました。血管拡張作用により血流の通り道を広げることで、血圧を下げる効果があるためです。

ところがこのミノキシジルを使うことで多毛の症状が現れることが分かったため、ＡＧＡの薬としても研究され、臨床試験で医学的に発毛効果が認められ承認に至ったというわけです。

日本では一般用医薬品としてドラッグストアなどでも入手可能です。ただしクリニックで処方されているミノキシジルと比べ濃度は低く（最大濃度は5％）、発毛作用も処方薬に比べ弱いものになっています。また処方薬にはミノキシジルの内服もありますが、一般用医薬品では今のところ外用薬（塗り薬）のみです。

クリニックでのＡＧＡ治療では、このフィナステリドとミノキシジルの組み合わせ、あるいはデュタステリドとミノキシジルの組み合わせが薬物治療の柱となります。ミノキシジルには内服薬と外用薬があり、より強力に発毛を促進したい場合は両方の処方が検討されます。

ただし、いずれも飲み続けなければ薬効を維持することができません。つまり、治療を開始したら、薬の量や種類が減ることはあっても、薬をまったくやめることはできないのです。

また、フィナステリドやデュタステリドには性欲減退などの副作用を考慮すべきですし、ミノキシジルの内服は女性の薄毛には原則、適用になりません。

なお、塗り薬は短期間では手ごたえが得られません。最低半年～一年は継続使用が望まれます。1カ月程度で「生えないから」と見切りをつけてしまうのは早計です。

このように、投薬治療で確かに薄毛を治すことはできるのですが、限界があることも知っておかなければなりません。どの治療にもいえることですが、メリットだけでなくデメリットも理解し、納得のうえ、メリットがデメリットを上回ると判断した場合に使用するのが鉄則です。

これはほかの疾患でも同じことがいえます。例えば高齢になってから脚を骨折した場合、リハビリをしても骨折前と同じ動作ができるようになるまでの回復が見込めないことはよくあります。どんなに腕の良い医師でも、医療技術が発達しても、ひとたび折れてしまった骨を、折れる前とまったく同じ状態に戻すことはできません。

薄毛治療の場合、まず、誰にも無尽蔵に毛髪をふさふさに増やすことは困難です。患者の脱毛の状態は一人ひとり皆違いますから、軽症であれば満足のいく濃さまで投薬で増やせるかも知れませんが、かなりＡＧＡが進んでしまっていると、発毛はしてもその方が満足する量にはならないこともあるのです。

また、今の医療技術では、ゼロから髪を生やすことはできません。つまり毛包がない、またはミニチュア化が進んで発毛する力もないところには、投薬をしても毛は生えてこないのです。

したがって、クリニックを受診する際は「どこまで治療するか」を医師と患者の間ですりあわせる必要があります。もちろん最大限の努力をしますし、全員に満足のいく治療効果をもたらしたい気持ちはあります。しかし現実には、薬効には限界がありますし、副作用も個人差はあるものの起こり得ます。したがって、「この治療法ではここまで改善が見込めます」「治療を受けない場合と比べ、ここまで良くなります」と医療機関側がきちんと提示し、患者が納得すれば治療を開始する、という流れが理想であると考えます。

［第3章］

移植して生着した髪の毛は半永久的に生え変わり続ける――薄毛の根本的解決策は「自毛植毛」のみ

最も確実な薄毛治療、それが「自毛植毛」

薄毛治療は今日までさまざまな研究がなされ、治療法も数多く登場してきました。我が国では日本皮膚科学会より「男性型および女性型脱毛症診療ガイドライン」が発行されるなど、病態別の治療の体系化も進んでいます。

最近の医療には、ガイドラインに則した診療が求められており、薄毛治療も同様です。しかし、前章で話したとおり薄毛に対する投薬治療には限界があり、ふさふさと豊かな髪をゼロから生みだす方法は、医学の目覚ましい発達をもってしても、いまだ確立されていません。

そこで、今ある髪の毛を「再配分」することで、薄毛が目立つところの毛量を増やす、という発想のもとに、薄毛を根本から解決する治療法が誕生し、進化してきました。

それが「自毛植毛」です。

自毛植毛と聞いて皆さんは、どんな治療を想像するでしょうか？　大半の方は「手術で毛を頭皮に植え付ける」そんなふうに思うのではないでしょうか。同時に、「手術なんて、痛そう」「なんだか怖い」「入院が必要」「仕事を休まなくてはならない」などの、どちらかといえばネガティブなイメージが頭をよぎる人も少なくないかもしれません。

確かに「手術」はなんであれ、不安がつきものです。興味はあるけれど、行動に移すとなると二の足をふんでしまう、という人がいても無理はありません。

そもそも、薄毛のために医療機関へ行くのも相当、勇気がいることだと思います。まして手術、となればさらにハードルが上がってしまう。また、〝手術までして本当に髪は生えるの？ 薄毛は治るの？〟と、半信半疑の人もいるかもしれません。しかし、もし本当に毛を増やしたい、生やしたいのであれば、自毛植毛が今現在、最も確実な解決策であると断言できます。先述の治療ガイドラインでも、自毛植毛は推奨度B（行うよう勧める）を得ており、効果の確実性は医学会でも認められています。

薄毛になりにくい領域から毛髪を移植する

自毛植毛は毛髪の「再配分」と述べましたが、これだけでは一体どういうことか、ピンとこないかも知れません。

もっとくだけた表現をするなら「毛髪の引っ越し」です。毛量が豊かな部位から、薄毛部分へ移し替える、というわけです。

ご存知のとおり、薄毛といっても頭髪全体が同じように薄くなっているケースは、よほどの進行例でない限りほとんどありません。

一般的に、毛髪の生える密度が通常の60~50%まで減ると、本人が薄毛を気にするようになり、40~30%まで減少すると周囲にも気づかれるようになるといわれています。これはあくまで一人の頭髪全体に対しての割合の平均値であり、実際には同じ頭部に毛髪の密度が低い部分と高い部分が混在しているのが普通です。おでこに近いあたりは薄くなっていても、後頭部はふさふさ、という人は多いでしょう。

薄毛の人が苦肉の策で、サイドの毛を頭頂部に流し張り付けるようにしてカバーすることはままあります。それも限界があり、バーコードのようになり不自然で、かえって薄毛が目立ってしまったりするものですが、ともあれ「薄いところへ濃いところから引っ越しさせられたら」という願いは、薄毛の人なら誰でも一度や二度は抱いたことがあるのではないでしょうか。

［図表6］薄毛を確実に解消させる自毛植毛

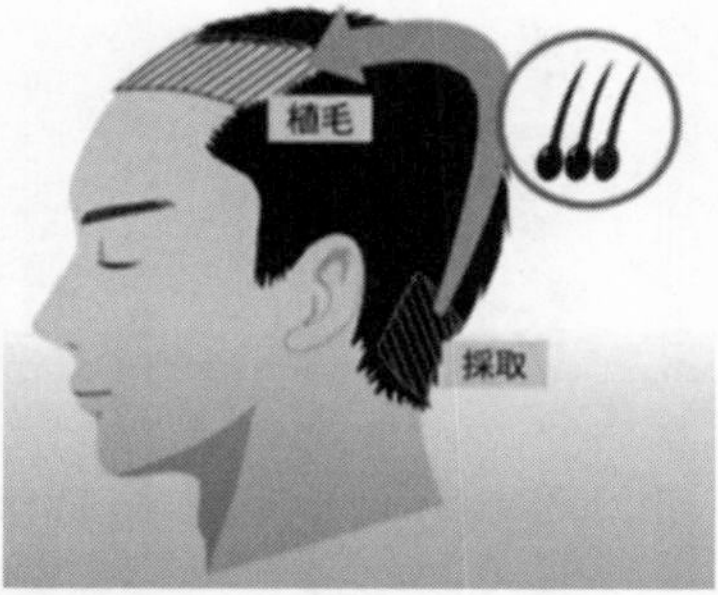

毛髪の密度の濃い後頭部などから薄毛の部位へ毛髪を組織ごと移植。

それを科学的根拠のある方法で実現させたのが自毛植毛という治療法なのです。

先ほど、頭髪は密度が低い部分と高い部分が混在していると話しましたが、これは頭部の領域によって分けることができます。つまり、薄毛になりやすい領域と薄毛になりにくい領域がある、ということです。前者は前頭部から頭頂部にかけてであり、後者は後頭部および側頭部です。

両者の違いには、第1章でお話ししたＡＧＡのメカニズムが強く関わっています。

ＡＧＡは、男性ホルモンの一種であるＤＨＴが、毛髪内の毛母細胞にある受容体と結合し、発毛を抑制する「ＴＧＦ－β１」を生成することで起こります。

この、ＤＨＴと結び付く受容体はおもに前頭部や頭頂部の毛髪に存在します。一方、後頭部や側頭部の毛髪にはほとんど見られません。そのため、ＡＧＡになっても、側頭部・後頭部は前頭部や頭頂部に比べ薄毛になりにくいのです。

言い換えれば、後頭部や側頭部の毛髪はＡＧＡの影響を受けにくく、脱毛しにくい性質をもっている、ということです。

その性質をもつ後頭部の毛髪を生え際や頭頂部などに〝引っ越し〟させれば、薄毛が目立たなくなり、頭髪全体の密度のバランスが取れて薄毛が目立たなくなるというわけです。

一度の植毛で、永続的に毛が生え続ける

生え際や頭頂部はもともと薄毛が進みやすい危険ゾーンです。「そこへせっかく植えても、抜けてしまうのでは？」と疑問に思う人もいるでしょう。

自毛植毛では、毛そのものだけでなく、毛髪をつくりだす周囲の皮膚組織も合わせて採取し、それを植え付けます。

移植するのは「ＡＧＡの影響を受けにくい元気な毛包単位」であり、その性質を維持したまま伸びてきます。毛包単位とは、髪の毛・皮脂腺・起立筋などの周囲組織を1セットとした呼び名です。毛髪をつくる組織ごと移植するので、ヘアサイクルに則って自然な脱毛はあっても、また成長期に入れば伸びてきます。ＡＧＡで抜けた毛髪のように、毛根がやせて毛がつくられなくなってしまう、ということはありません。いつまでもふさふさでいられるのです。

これこそが、ほかの薄毛治療ではなし得ない、自毛植毛の最大の特徴です。

私たちは、自毛植毛を「永続性の高い施術」と呼んでいます。つまり、植えてそれっきり、ではなく、一度植毛すれば継続的に毛髪が伸び、生え変わり続けるということです。言い換えれば、自毛植毛をした時点でその人は、ＡＧＡの恐怖から解放されることが約束されるのです。これがどれだけの安心感と充足感をもたらすか、薄毛にお悩みの方は容易に想像がつくと思います。

思いどおりの毛量、スタイルが一日で手に入る

薄毛の治療にはいろいろな方法がありますが、髪のないところに普通の太さの髪を生やす方法は、今のところ自毛植毛しかありません。そして自毛植毛では、自分が必要とする部分に、思いどおりに髪を生やすことが可能です。しかも自分の毛髪ですから、カツラとは違い極めて自然です。当然ながら風でずれたりすることもありませんから、そんなアクシデントで周囲にばれる心配も不要です。

毛髪・皮膚組織のひとまとまりを「移植株」または「株」と呼び、自毛植毛は移植株の採取⇓移植株を植えるホールの作成⇓移植株の移植という流れで行われます。

これはおおよそ入院不要、一日の日帰り手術で可能です。

〈自毛植毛の基本的な流れ〉

移植株の採取：後頭部や側頭部の毛量が多い部分から、移植する株を採取する

↓

移植株を植えるホールの作成：毛髪を増やしたい部分に、移植株を植える穴をあける

↓

移植株の移植：作成したホールに、採取した移植株をはめて定着させる

自分の組織だから、拒絶反応がない

移植した毛はきちんと根付くのか？と疑問に思う方もいるかもしれません。

移植した細胞や組織、臓器が根付いて正常に機能することを「生着」といいます。

例えば心臓や肝臓などの内臓の移植で、自分以外の人の臓器を移植する場合、移植後の生着がうまくいかず、拒絶反応が起こる場合があります。人間にはもともと、ウイルスや菌などの異物から体を守るための免疫システムが備わっており、移植された臓器や組織を異物とみなすと排除しようと攻撃にかかります。その結果、炎症などの有害事象が起こり、せっかく移植してもその人の体の一部になれない、すなわち生着しないということが起こります。

そうなっては困るので、移植後に免疫の働きを抑える免疫抑制剤という薬を一生、飲み

続けなければならないことも多いのです。ただし、これで拒絶反応は防げるかもしれませんが、本来、排除すべき外部からの異物に対する反応も弱くなってしまうので、さまざまな感染症にかかるリスクが高まるという弊害が起こります。

臓器移植の場合はこのように、拒絶反応のリスクを想定しなければなりません。しかし、自毛植毛の場合は、移植するのは自分自身の組織。それを自分の体の別の場所に移動するだけですので、拒絶反応の心配はないのです。

移植した株が頭皮に定着し、正常に発毛する確率を生着率といいますが、当院での実績は平均生着率90%以上です。

どんなに高い技術をもってしても、生着率が100%に届かないのですが、移植術が短時間かつ毛髪にかかる負担が少なければ、生着しない株を最小限に抑えることは可能です。

かつては人工毛の植毛が主流の時代もありました。しかしこの場合は、自分の体にとっては異物を植え込むわけですから当然、頭皮や残っている毛髪にダメージが及ぶ可能性が高く、異物反応のリスクもあります。

実際、炎症が起こったり、せっかく植えた毛が抜けてしまったりなどのトラブルが相次ぎ、人工植毛は米国では禁止されています。その点、自毛植毛は自分の生きた毛包単位ごと毛髪を移植しますから、安全性の高い治療法といえます。

自然な仕上がりは術者の腕の見せ所

自毛植毛は、毛髪の「再配分」ですから、毛髪の総数が増えるわけではありません。そこで「移植に使う毛髪を抜いた部分が薄く見えたりすることはないの？」という疑問がわくかもしれません。

毛が自然に抜け落ちる時や、単に毛を抜くだけなら、毛をつくりだす組織である毛包は頭皮に残りますが、自毛植毛の場合は、毛包ごと採取し植え替えるので、その部分には毛包が残りません。したがってそこからは毛が生えなくなります。

ただし、もともと密度の濃い部分なので、人目につくほど薄くなってしまうことはありません。そうなったとしたら、よほど術者の腕が悪いといわざるを得ないでしょう。

つまり術前よりは密度が低くなるものの、それを感じさせず、見た目に違和感なく見せることは可能です。それには、術前に毛髪の密度や生え方を十分に検討したうえで、仕上がりのバランスが取れる配分を考え、手術を行う必要があります。採取数には限界があるので、それも考慮しなければなりません。移植株を採取する部分からは、髪の毛は二度と生えてこないので、広範囲からバランスよく間引く技術が必要となってきます。これは術者のセンスとテクニックにかかってくる部分です。計画が不十分で、やみくもに採取し植え替えるだけでは、満足のいく仕上がりにはならないでしょう。どんなに薄毛部分に毛が生えたといっても、頭部全体を見たときに頭の形が悪く見えたり、変なヘアスタイルになったりしては、その人が気にする見た目の問題を解決したとはいえません。

自毛植毛には植毛そのものの技術も重要ですが、自然な仕上がりにする技術も同じくらい大切なのです。見た目が整い、かつ自然に見えることを整容性といいますが、自毛植毛は安全性や生着率といった医学的な治療効果に加え、整容性の高さも求められるのです。

自毛植毛のクリニックを選ぶ際には、単なる植毛技術だけでなく、こうした整容性を十分に考慮した手術が行えるかどうかも条件に入れないと、受けてしまってから後悔するかも知れません。

手術後は、自然に生えそろうのを待つだけ

自毛植毛は費用の高さがネックになって、という人もいるでしょう。確かに、ほかの方法に比べれば初期費用は大きくなります。

しかし、1回手術を受ければ、それ以降のいわゆるランニングコストはかかりません。図表7に概算での比較表を挙げましたが、このように、カツラや薬物療法などと比べトータルコストが安く抑えられるケースもあります。

薬物療法の場合、薬を続けている間は脱毛を防いだり発毛を促進させたりすることはできますが、やめてしまうと再び薄毛が進行してしまいます。そのため、服薬をずっと継続していく必要があります。

しかし自毛植毛の場合は、移植した毛包単位が根付いて、髪の毛が生えるようになればそれを継続させるためにしなければならない治療というのはありません。術後のメンテナンスも不要です。

薄毛難民の最大の失敗は、膨大な時間や費用を無駄にしてしまっていることです。これ

［図表７］ほかの治療法との費用比較（概算）

治療法	費用	治療・メンテナンス回数
自毛植毛	500株　715,000円 （当クリニックの場合）	１回で完了
内服薬	66,000～132,000円／年	継続的な服用が必要 服用を止めると元に戻る
カツラ	１個あたり220,000～ 550,000円 メンテナンス費用66,000～ 132,000円／年	月に１回程度の継続的な メンテナンスが必要

はすなわち人生の無駄といってもいいでしょう。これだけやって、結局なにも変化がなかった……といった虚しさを、自毛植毛なら味わわずに済むのです。

自毛植毛で一つだけ、注意をしていただきたい点を挙げるとするならば、思いどおりのヘアスタイルが完成するまでは数カ月～一年程度かかるということです。

自毛植毛の場合、移植するための毛髪を手術時に短く刈ってから採取し、それを植え付けます。そのため植毛直後は地肌が透けて見えるなどボリューム感がありません。

ただ、植毛部位で最も多い生え際なら、数カ月～

半年ほどで自然な見た目くらいの長さになるでしょう。

個人差はありますが、移植した部位から発毛が始まるのは術後4カ月くらいからです。術後半年くらいで大半の移植株から発毛し、移植部は2~3センチくらいの髪がふわふわと生えている感じになります。髪が自然に生えそろい、ヘアスタイルが自由につくれるようになるには、短い髪型なら8カ月くらい、長い髪型なら1年ほどかかります。

このように、生えそろうまでにはある程度の期間を要しますが、自然に自分の毛が生えてくるという効果は、自毛植毛でしか得られません。ごまかすのでもなく、隠すのでもなく、正真正銘の自分の毛です。気後れすることはありません。

痛みや出血が少なく、日帰りも可能

日本で自毛植毛が広く行われるようになったのは、今から15年ほど前、米国に遅れること約半世紀です。しかも、当初は今ほど機器も手技も発達していませんでしたから、傷も大きく、その割に定着率が良くないなど、正直なところ患者にとって満足のいくものとは、いえませんでした。

その当時の良くないイメージが先行して、自毛植毛と聞いて二の足をふむ人もいらっしゃるかも知れませんが、ここ数年で手術は、格段の進歩を遂げています。出血が少なく、数時間の手術で日帰りも可能な術式がスタンダードになってきており、さらに近年は、一般的な手術のイメージをくつがえす、「切らない」「メスを使わない」最新鋭の術式も登場しています。

もし昔の自毛植毛を知っている人が今の手術の様子を見たなら「こんなに楽に受けられるのか」とびっくりすることでしょう。

そのような技術の進歩を背景に、昨今、世界では年間60万人近くが自毛植毛を受けているといわれています。今、自毛植毛術として行われている方法には大きく、「FUSS法（またはFUT法）」と、「FUE法」の2つがあります。

〈FUSS法〉

「FUSS」法は切開式手術で、Follicular Unit Strip Surgeryの略。Follicular Unit;

［図表８］FUSS法

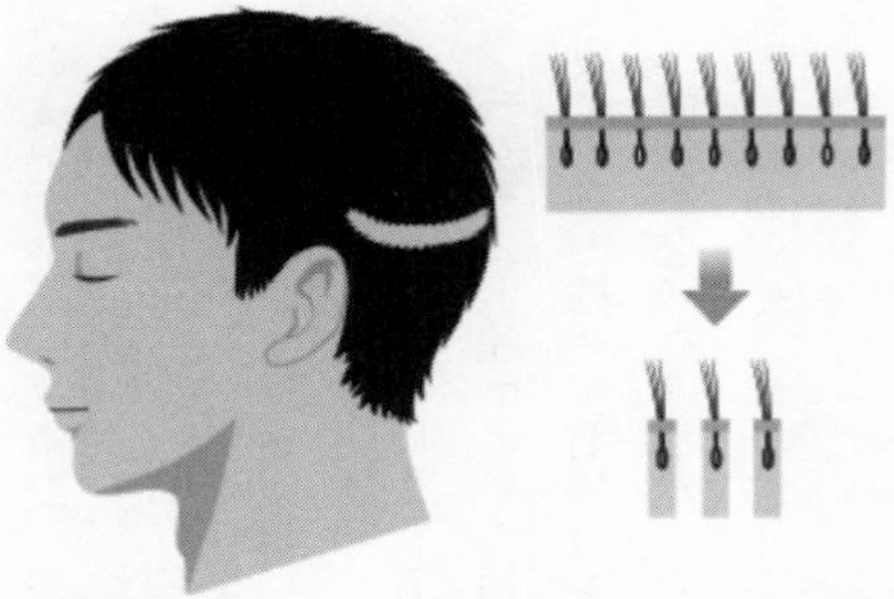

後頭部の頭皮を帯状に切り取り、そこから移植株を切断して採取。

毛包単位とは髪の毛・皮脂腺・起立筋などの周囲組織を1セットとした毛組織の呼び名です。

FUSS法では、後頭部の頭皮を薄く帯状（約10〜20㎝）に切り取って、そこから移植に使う健康な毛髪を毛組織ごと採取します。採取は比較的容易で大量の本数の植毛に向いています。

ただしこの術式では、頭皮を帯状に切り取るため筋状から帯状の傷跡が残ってしまうというデメリットがあります。また、移植株を選ぶことなく一括して一定範囲の皮膚を切り取るので、そこには健康な毛包単位も、移植に適さない弱い毛包単位も、どちらも存在することになります。後者は移植前に捨てざるを得ず、無駄が生じます。このため「愛のない手術」と呼ぶ人もいます。

〈FUE法〉

その問題を解決し、患者の負担減を実現したのがもう一つの術式、ＦＵＥ法です。「メスを使わない」非切開手術で、Follicular Unit Extraction の略です。

メスの代わりを果たすのは、パンチングブレードと呼ばれる専用器具。毛髪を毛包単位ごとくり抜いて移植株をつくります。ＦＵＳＳ法との最も大きな違いは、こうした移植株の採取方法にあります。

この方法が誕生したのは１９６０年代。米国の医師Ｎ・オーレントライヒが１９５９年に「パンチグラフト法」という植毛術を発表し、世界へと普及していきました。

ちなみに、その約30年前に日本の奥田庄二医師が、動物実験を経てパンチグラフトの手法による植毛術を、やけどのため頭髪を失った患者に施し論文発表したという記録が残っています。おそらくこれが世界で初めてのパンチグラフトの手法による自毛植毛の手術例といえるでしょう。

さて、ＦＵＳＳ法では頭皮を切り取ってから移植株を採取するのに対し、ＦＵＥ法では切り取らずに毛包単位を一つひとつくり抜くという点が大きな違いであることを話しまし

［図表９］FUE 法

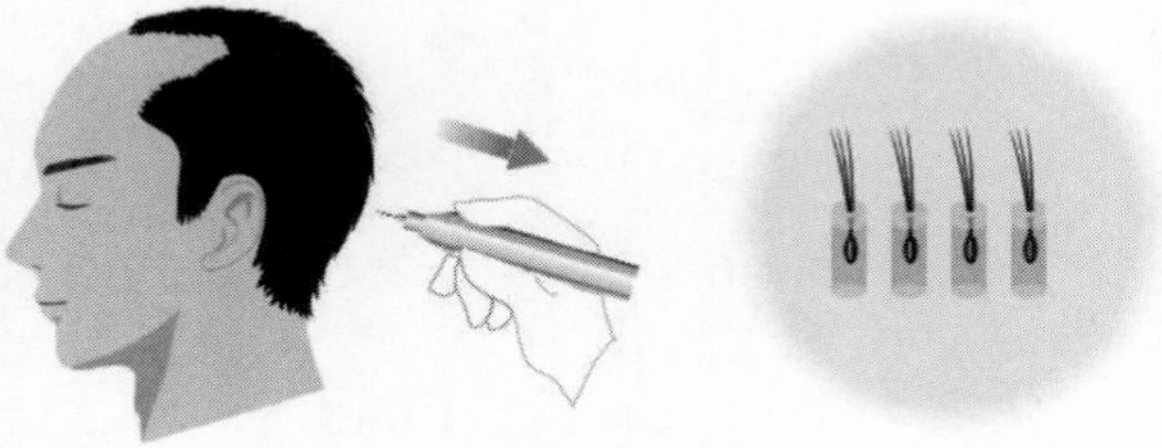

採取部を刈り上げ、毛髪を短くしてから、移植株を一株ずつくり抜くようにして採取。

た。

切るのは痛そうだけど、くり抜くのも痛いのでは……

そんなイメージをもたれるかも知れませんが、創が小さいので切開法よりはずっと痛みが少なく、患者の負担が少ない方法です。

もちろん、切らないとはいえ外科手術であることには変わりません。外科手術とはいわば、計画的に怪我をする治療行為であり、どんな手術でも多かれ少なかれ痛みが生じます。また、怪我をした場合と同様に腫れや赤みが出ます。

しかしその程度は、ＦＵＳＳ法の比ではありません。そして当然、術後にアイシングをしたり、鎮痛剤を服用したりして、最小限に抑える対策を取ります。

また、傷跡もＦＵＳＳ法に比べ非常に目立ちにくいというメリットがあります。

その代わり、採取には高度な技術を要します。素早く行うということはそれだけ毛髪に瞬間的に力が加わるので、切断などのダメージを受けるリスクがあるからです。施術者の腕次第で、仕上がりに差が出やすい方法といえるでしょう。

採取した移植株は、植毛したい部分に直径０・６～０・７㎜ほどの小さいホールを開け、そこに植え込んでいきます。生着すれば組織内の毛母細胞に血液が供給されますので、これまでどおり毛髪が伸びてくるのです。

手術にかかる時間は基本的には、移植株数に依存します。例えば生え際を１㎝下げたいという場合、約１０００株の移植となり、かかる時間は当院の場合、３時間程度です。

ただし手術時間は、一定時間内にどれだけの株数の採取・移植が行えるかによって大きく変わります。クリニックによって差が出る部分です。

世界のスタンダードは「切らない」ＦＵＥ法

世界的に１９９０年代までは、頭皮を切り取るＦＵＳＳ法の術式しかありませんでした。

しかし、ＦＵＥ法が開発されて以降海外先進国では急速に普及し、現在ではＦＵＳＳ法は時代遅れの術式というのが世界の認識です。

日本では正確な統計が取られているわけではなく、推測の域を出ませんが、ＦＵＥを行っている施設はまだ限られており、ＦＵＳＳ法による植毛のほうが多いように感じます。医療先進国などといわれる日本ですが、自毛植毛の領域では遅れている感が否めません。

ＦＵＳＳ法も時代とともに技術や設備の性能が向上し、できるだけ痛みが少なく、傷の回復を早める工夫が各クリニックでされているものと思いますが、基本的に頭皮を切り取る術式ですから痛みは覚悟しなければならないでしょう。傷が大きければ術後の感染症のリスクは高くなります。

実際に、２０００年代半ばにＦＵＳＳ法で、２０１０年代にＦＵＥ法で植毛手術を受けた患者から聞いたことがあります。

「最初に受けたＦＵＳＳ法では術後数日間はろくに眠れず、ようやく寝られるようになっ

［図表10］FUE法とFUSS法との比較（当院調べ）

比較項目	FUE法	FUSS法
株の採取	刈り上げた後、直径１㎜前後のパンチブレードで一株ずつ採取	頭皮を帯状に切除したのち、手作業で一株ずつ切り分ける
移植ホールの作成	メスで頭皮に切り込み（スリット）を入れる	
株の移植	ピンセットで株をホールに一株ずつ差し込む	
術後の痛み	FUSS法より少ない	激しい痛みがあり、２～３日程度は仰向け寝が困難
傷跡	FUSS法より目立たない	後頭部に帯状の傷が残る

ても、朝起きたら枕が血だらけになっていました。痛みは少しずつひいていったものの、術後半年たっても傷がうずくような感じが残りました。

さらに、頭部だけでなく顔まで腫れあがり、会社に出勤したら上司が帰れと言うほどでした。

そんな苦痛も毛がフサフサになるなら……と耐えたのに、実際には移植した頭頂部にはまばらに毛が生えた程度。当時は生着率が4割程度しかなく、とても満足のいく結果ではありませんでした。

2010年代に入り、切らない植毛手術が出てきて施術を受けたのですが、当日も翌日も痛みはほぼゼロ。傷も小さくて2週間程度でほとんど分からないほどに。また、生着率も95％と聞いていたとおり、しっかりと毛が生えてきて明らかに見た目が変わりました。ＦＵＥ法による2度目の手術を受けてようやく、私は薄毛の悩みから解放され、決しておおげさではなく『人生が復活した！』と思いました」。

このように、ＦＵＥ法は患者への痛みや腫れといった負担が格段に低い術式です。そしてそれは、術後の感染症などのトラブルが起こるリスクも抑えられることを意味します。術後の傷がなかなか治らず出血が止まらなければ、当然、傷口は完全に閉じていないわけですから、そこから細菌の感染が起こる可能性は十分にあるわけです。その点、傷が小さく、治りも早いＦＵＥ法は感染症リスク減の意味でも安全性の高い術式といえます。

このＦＵＥ法を進化させた術式がＭＩＲＡＩ法、ＮＣ－ＭＩＲＡＩ法です。世界では標準になっているＦＵＥ法が、日本においても早くポピュラーな術式になることを願ってやみません。

現代の科学では、髪の毛をゼロから生み出すことは困難です。それができたらノーベル賞ものといっていいほど難しいのです。しかし、植毛という技術を施せば、その〝ゼロ地帯〟に髪を生やすことができます。自毛植毛は、科学的根拠のある根本的な治療法なのです。

私は、薄毛はなにがなんでも治すべき、とは考えていません。薄毛であってもご本人が気にしておらず、人生を楽しんでいるならそれでよいのです。しかし、心に傷を負うほど悩むくらいなら、根本的な治療法を検討する価値は十分にあります。薄毛というだけで悩み続けているその時間は、無駄に失われる一方で実にもったいないことだと思うからです。今は切らずに行える手術も登場し、世界ではすでに広く行われています。痛みや傷を小さくして負担なく、かつ生着率が高い術式は今後もっと広まるべきと考えます。

自毛植毛Ｑ＆Ａ

Ｑ　手術後、髪質が変わることはありますか？

Ａ　自毛植毛手術では、移植した部位から生えてくるのは自分の毛髪なので、基本的には髪質が変わることはありません。後頭部から採取した髪は薄毛の部位に移植しても、元々の性質を維持しますので、薄毛になることはないわけです。

ただ、移植した毛が「くせ毛」になることはあります。時間の経過とともに戻っていきますが、戻りにくい場合は縮毛矯正やストレートパーマをかけることも可能です。

Q　手術後の生活やケアに不安があるのですが。

A　同じような不安をおもちの方が多いのですが、当院での手術に関していえば、基本的に術後の生活には大きな影響はありません。傷や痛みを最小限にし、患者の身体的・心理的負担を軽減することを考えた方法で手術を行う医院を選べば術後の不安は少ないと思います。
なお、手術後の洗髪については、当院では手術翌日に看護師が行います。その際に、洗髪やヘアケアの方法をアドバイスしております。

Q　後頭部に怪我の跡があり、そこからはもう毛が生えてきません。傷跡にも植毛できますか？

A 怪我や手術痕などにより毛髪が生えてこなくなる症状を瘢痕《はんこん》性脱毛症といいますが、そうした部分にも植毛で傷を目立たなくすることは可能です。傷のためにできなかったヘアスタイルにすることもできるようになります。

Q 女性も植毛できますか？

A 自毛植毛は性別問わず可能です。当院には女性の患者も多くいらっしゃいます。

Q 30代の女性です。額の生え際が直線的できつい印象があり、ずっと悩んでいます。植毛で女性的な優しい生え際のラインにすることは可能でしょうか？

A 自毛植毛では生え際のラインなどの細かい調整も可能です。ただしクリニックによって得手不得手はあるので技術の確かなクリニックを選ぶ必要があります。微細なデザインが可能な移植技術に定評があり、こうした悩みやニーズに対応できるような医院を選びましょう。

［第4章］

進化する植毛術
自然なボリューム感をつくることができる高密度自毛植毛法

ＦＵＥの弱点を克服したオリジナル自毛植毛「ＭＩＲＡＩ法」

自毛植毛は、薄毛を根本的に解決したい方に推奨できる治療といえます。

日本でもここ10年ほどの間に認知度が高くなり、受ける人が年々増加傾向にあります。

しかしそのなかで、課題も見えてきました。

ＦＵＥ法が国内で広まり始め、数年たった頃新規で自毛植毛を受けようと相談に来られる方に加え、他院で施術を受けた患者からの相談もぽつぽつと見られるようになってきたのです。

相談に来られた方の話から「他院で受けた施術後のトラブルや不満」を抱いている人がとても多いことに気づかされたのです。

「髪の毛が十分に生えてこない」「生え際が不自然」「頭皮に目立つ傷跡が残ってしまった」など、訴えの内容は多岐にわたります。手術を受けたクリニックに訴えても「今の技術ではこれが限界」「それは誰にでも起こること」などと、開き直られてしまったとの声も。

患者にこのような思いを抱かせる時点で、その手術は明らかに「失敗」です。

自毛植毛は薄毛治療の領域ではまだ歴史が浅いこともあり、医師の腕の差が顕著に出やすいのが実情といえます。運悪く、技術力が追い付いていない医師に当たってしまうと、こうした術後のトラブルに悩まされるうえ、治療効果も満足なものが得られない、といった「踏んだり蹴ったり」になることも残念ながらあり得るのです。

これは、本来のあるべき自毛植毛の実力とは言えないものですが、日本全国を見渡せば、残念ながらこうした状況があるのも事実です。私たち医師は患者を取り巻く自毛植毛の治療環境の現実を真摯に受け止め、患者にとって、より負担が少ない方法を追求する必要がある、と強く認識しました。

自毛植毛で失敗とされるパターンはおもにこの3点です。

・髪の毛が生着しない

移植技術が未熟だと生着率が悪くなり、満足のいく仕上がりになりません。移植毛の無駄にもなり患者にとっては二重のダメージとなります。

・傷跡が目立つ

たとえ薄毛が治ったとしても、周囲も自分も気になるような傷跡が残ったら、見た目に関して新たな問題をつくってしまったようなものです。植毛したことが周囲にばれてしまい嫌な思いをすることにもなります。

・仕上がりに違和感がある

手術のゴールはただ毛髪を生やすだけでなく、患者の満足度が高い仕上がりにすることです。患者が最も気にしている見た目に違和感が残ったままでは、その手術は成功とはいえません。

当院では、ＦＵＥ法の技術をベースに、これらの課題をクリアする独自の治療法の研究開発に取り組みました。

考え方は心臓等の移植手術と一緒です。よりよい条件下で治療を行うことで患者の負担や移植後の仕上がり・生着率が格段に変わります。これに注目して研究を重ねた結果生まれたのがＦＵＥ法を進化させた治療法「ＭＩＲＡＩ法」です。

コンセプトは「より低侵襲で」「ダメージの少ない細胞を」「最適な条件のもと、最短時間で移植し再生させる」こと。患者の声をもとに開発された治療法であり、患者が笑顔で充実した未来を送ることができれば、という思いで、この名前を選びました。

独自の機器開発で高密度＆低侵襲を実現

ＭＩＲＡＩ法の最も特筆すべき特徴は、毛髪の採取と植え付けに用いる機器、パンチブレードの独自開発です。

これにより従来にない高密度の植毛、かつ体への負担が少ない低侵襲の施術が可能になりました。

〈高密度〉

かつては植え付ける穴を作成するのに、メスで一つひとつ〝手彫り〟して穴をあけていた時代がありました。しかしそれではなかなか自然に生えている頭皮の毛穴のように、密につくることが困難です。

メスを使うと穴というよりはスリット（切り込み）になり、この場合毛髪を移植する際、圧力でスリットが膨らんでしまうため、密に植毛するのは物理的に限界がありました。

ＦＵＥ法が普及してからはパンチブレードと呼ばれる機器をつかって丸い穴をあけることができるようになったため、スリットよりは密度を高めることができるようになりました。しかし当院では、仕上がりの良さを追求するとなるとさらに改良の必要があると感じていました。

そこで、開発されたのがＭＩＲＡＩ法で用いているマイクロパンチブレードです。これは先端にストローのような細い管が装着された植毛用の医療機器です。その管の先で毛髪を採取したり、植え付け用のホールをあけたりします。

このマイクロパンチブレードは、マイクロという名のとおり、管の直径を極限まで小さくしているのが特徴です。

国内のクリニックで使われているパンチブレードの直径は１・２～１・５㎜がスタンダードです。これに対し採取時で０・85～０・89㎜、植毛時で０・63～０・65㎜と半分まで落としています。ちなみにロボット手術で使われているものも直径１～１・75㎜です。

[図表 11] オリジナル開発のマイクロパンチブレードとパンチブレードを装着したハンドピース分類

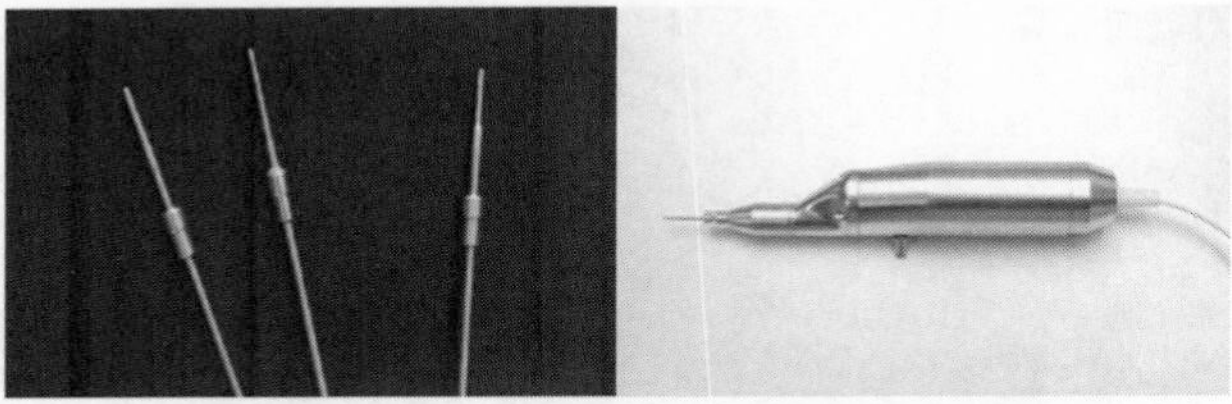

(写真左) 採取時直径0.85〜0.89mm、植毛時直径0.63〜0.65㎜、当院オリジナル開発のマイクロパンチブレード。これで毛髪の採取と移植ホールの作成を行う。
(写真右) パンチブレードを装着したハンドピース。独自開発で低振動を実現、ブレを抑え毛髪の切断率の低下や移植の精密度を向上。

結果、従来のＦＵＥ法より格段に高密度での植毛を可能にしています。

さらに、パンチブレードを装着する胴体部分に当たるハンドピースも独自開発しています。

従来のハンドピースは動力源であるモーター部分の振動が毛髪の採取やホール作成時の「ブレ」のもとになっていました。この振動を最小限に抑えるモーターを搭載することで、高密度のホール作成などの、より繊細な作業が可能になりました。また、毛髪採取時の切断率も低下、植毛時のロスを限りなく抑えることに成功したのです。

毛穴が密であるほど、頭髪全体のボリューム感がアップし濃く見えるのはいうまでもありません。薄毛の人にとって、ボリューム感はなにより欲しいもの。フサフサと豊かな髪は高い満足度につながるものと思います。

また、密度が高ければ、それだけ多様なヘアスタイルに対応でき、かつ自然な仕上がりになります。周囲から「あれ、髪型変わった？」と違和感をもたれ、ばつの悪い思いをすることも防げるでしょう。

〈低侵襲〉

ＭＩＲＡＩ法のＭＩは、低侵襲を意味する英語Minimum Invasiveの最初の2文字にちなんでいます。毛髪にも頭皮にも、負担の少ないメソッドが患者にとって望ましいことは言うまでもありません。

マイクロパンチブレードは、先述のとおり極細の管で毛髪を採取します。頭皮に管が接する面積が小さい分、刺激が少なくてすみますので、低侵襲であるということもマイクロパンチブレードの大きな特徴です。

直径０・85～０・89㎜は現在のところ、国内最小径です。

この極細の管で毛髪を採取するため、傷跡が小さくてすみ、目立たず、出血も極力抑えています。毛組織を最小単位の一株ずつ採取するので、皮膚を必要以上に取ってしまうこともありません。

また、採取時に毛髪に過剰な力がかかると、切断されてしまい移植に使えなくなってしまうことがありますが、この機器は術中に毛髪がダメージを受けてしまうことのないよう配慮した設計になっています。

移植ホール用のパンチブレードは、０・63〜０・65㎜でこれも国内最小径です。植毛時にも切開や縫合は行わず、極細のパンチャーで頭皮組織を吸引しながらホールをつくり、ニューマティックインプランターと呼ばれる機器を用いて一株一株手作業で植え付けます。傷が小さいので包帯も手術当日のみ。翌日には包帯が取れて、日常生活へ復帰できます。

手術の短時間化で、さらなる負担減

手術時間は短ければ短いほど、患者への負担は少なくて済みます。

かつて手動で行っていた時代は、毛髪を採取するのに１００グラフトあたり６分の時間を要しましたが、ＭＩＲＡＩ法でのマイクロパンチブレードを使った採取では、１００グラフトあたり４・２分と大幅な短縮を実現しました。

しかしこれは、決して機器の性能だけで得られた成果ではありません。用いる術者の腕があってこそです。頭皮や毛髪の状態を見ながら採取する株を見極めたり、ホールをつくる位置を一つひとつ決めて機器を操作したりしなければなりませんし、位置だけではなく、深さも考慮する必要があります。頭皮は場所によって硬さが異なりますので、一律の力で機器を扱っていてはホールを的確につくることができないのです。目で見て、触って、ここは浅めに、ここはしっかり、と、加減しながら行っていく必要があるのです。

当然ながら、毛髪は人工芝ではありません。頭皮からきっちり一定の深さのところから整然と生えているわけではないのです。機械的な植え付けでは仕上がりにもその後の生着や毛髪の成長にも良くありません。

植毛には医師の経験値や熟練度が大きく関係しており、同じ機器、同じ手法で治療をしたからといって同じ結果が出るわけではないのです。

国内においては、技術力に定評がある医師でも、１時間の採取株数は５００～６００株と言われています。しかし当院では、先述したマイクロパンチブレードとそれを使いこなす高い技術により1時間２０００株程度のスピードを可能にしており、２０１８年に、４０００株の植毛を5時間58分で完了した実績を持っています。これは現時点で手術時間としては世界最短の記録と認識しています。４０００株はおおよそ前頭部と頭頂部のほぼ全範囲に当たる量です。

日帰り手術では、１６００株程度の移植が今の日本での平均的な数字です。欧米でも、４０００株以上になると日帰りが難しくなり、入院での手術が検討されます。ちなみに当院では、５０００株を7時間程度で完了可能です。当院の技術力が世界最高峰であることがお分かりいただけることと思います。

なお、手術時間は様々な要因に左右されます。カウンセリング時に予定時間などの詳細を聞くようにしましょう。

スピーディだから、生着率も高い

自毛植毛は移植にかかる時間が長いほど生着率が悪くなります。毛髪を採取してから植毛するまでの、血液が途絶えている時間のことを「虚血時間」と呼びますが、この虚血時間が長いほど、毛組織の細胞に血液からの栄養が届かなくなります。栄養不足で毛組織の細胞死を起こし、生着率が低下してしまうというわけです。移植した毛髪が生着するには、毛組織に栄養を届けるための血流が通ることが条件となります。毛髪は採取した時点で一度血流が途絶えますので、できるだけ早く血流を再開させることが生着率を高めるカギとなります。

したがって、移植作業にはスピードが求められます。つまり、前項でお話しした短時間化は、患者への負担減になるだけでなく、生着率の高さもかなえるものなのです。

患者にとっては、手術はスムーズに終わるだろうか、痛みなどの負担はないだろうか、といった術中に関する不安だけでなく、「植えた毛がきちんと根付いてくれるのだろうか」といった術後の不安も少なくないでしょう。生着率が高ければ、しっかりした発毛の実感が得られるまでの不安やストレスも小さくて済みます。

また、植毛するには、まず植え付けるためのホールをつくる必要があります。しかしそのホールが大きいと、植毛時に毛包がしっかりホールにはまらず、抜けやすくなってしまいます。

そこで当院では、毛包がしっかりとホールに固定されるぎりぎりの小ささを追求しました。それが先述の、マイクロパンチブレードであける直径0・63〜0・65㎜の極小ホールです。

これは、植え付ける株の先端よりも小さいサイズです。そこにしっかり、穴にはまるように植え付けることで抜けてしまわないようにしています。

なお、ホールのサイズは小さいほど、穴をあける際の痛みが少ないので患者への負担減にもなりますし、自然な仕上がりになるため、満足度は高くなります。ただし、小さいほどいいというものでもありません。小さすぎると、移植時に髪の再生に必要な幹細胞などを含む組織・構造が壊れてしまい、生着率が低下してしまいます。せっかく移植しても、再生しないのでは本末転倒です。

そのため、生着率も含め総合的に考慮して設定したサイズが0・63〜0・65㎜、というわけです。今の科学技術ではこれ以上のサイズダウンは生着率の観点からほぼ不可能でしょう。低侵襲と治療効果を両立させる限界の小ささというわけです。

こうした技術の結集で、ＭＩＲＡＩ法では生着率９割以上を常に達成しています。

なお、生着率に関係する事柄で、知っておいていただきたいのが、移植毛の一時的脱落および既存毛のショックロスという現象です。

一般的に、後頭部から採取した毛髪は９割以上が成長期に当たります。普通ならひとたび生着すれば、植毛後も成長期のまま伸び続けるはずですが、一部は頭皮から十分な栄養を受け取れないなどで脱毛してしまうことがあります。

それでは植毛した甲斐がないではないか、と思われるかもしれませんが、これはあくまでも一時的な現象であり、毛包さえ生きていれば数カ月後には次の成長期に入り、新しい毛が伸びてきます。

移植術が短時間かつ負担が少なければその一時的な脱毛も最小限に抑えることが可能です。生着率９割と申しましたが、仮にその1割が一時的に脱毛したとしても、全体の仕上がりには影響しないのです。半年も経てば脱毛した毛包からも毛が生えてきますので、心配無用といえるでしょう。

さらに、手術操作した毛の周囲に存在する既存毛が、一時的に脱落する場合もあります。これをショックロスといいます。手術によるストレスによるもので、基本的には数カ月後に回復します。

難しい頭頂部への大量植毛も可能

いわゆるM字や生え際は、少量の移植であってもヘアスタイルの工夫などでボリューム感を出すことは可能ですが、頭頂部やつむじ部分は毛量の少なさをカバーしにくいため、ある程度の毛量の移植が必要になってきます。

というのも、これらの部分は毛流れによっては毛髪の本数の割にふさふさに見えないことが生じやすいからです。

草が生い茂る平原をイメージしてください。生えている草が立っているとふさふさと豊かに見えますが、台風の後などで根こそぎ倒れていると、ぺたんとしてしまい、生い茂っているようには見えないものです。髪も同じで、立っていれば存在感がありますが、寝てしまうとボリュームがなくなり、薄く見えやすいのです。

つむじも、分け目の生え際の毛が立っていると目立ちにくいのですが、毛が寝てしまうと分け目があらわになり、薄毛が目立ってしまいます。

また、頭頂部やつむじの場合、薄毛とはいってもまったく生えていない状態の人は少ないものです。そうなると、まばらに生えている髪の、その間を埋めるようにして移植を行いますので、密度やバランスの計算はM字や生え際よりも複雑になり、かつ、難しい手技が求められます。

医師の実力が表れやすい部位ですが、これもMIRAI法ではマイクロパンチブレードにより短時間での大量植毛が可能になり、一人ひとりの患者の毛髪の状態や毛流れなどの要素を考慮して手技に活かすことにより、満足度の高い仕上がりを実現できるようになりました。

ロボット植毛には真似できない技術

MIRAI法は最新鋭の機器と医師の技量の両方があってこそ優れた治療効果が得られるメソッドです。高性能だからといって、誰が手にしても同じようにできる、というものでは決してありません。

昨今「ロボット植毛」がメディアで取り上げられています。このロボットは逆に、医師の熟達度にかかわらず「一定の」効果を上げる目的で開発されているマシンです。そのコンセプトは我々が開発したマイクロパンチブレードとは真逆で、180度違うと断言できます。

そもそもロボット植毛とはいっても、ロボットでできる工程は毛髪の採取のみです。植毛自体は機器を使用しながら人の手で行うのです。

であれば当然、術者の腕が問われます。ロボットだけを前面に出しているクリニックのなかには、その術者の力量が表からは見えにくくなっているところもあるかもしれません。

もう一つ、植毛という工程は、スピードだけを重視しても意味がありません。デザインをよく考え、バランスの取れた植毛をしなければ、仕上がりが悪くなってしまいます。

「手技の高さ」があってこそ、繊細かつ高性能な機器を使いこなしそのメリットを最大限に引き出せるのです。まさに外科医の腕の見せ所といっていいでしょう。

さらに、医師個人の技量だけではなく、チーム医療があってこそ完成度の高い手術が可能になります。医師のほかにスタッフを配置し、株の採取からホールの作成・移植までをコンビネーションを組んでスピーディに行うやりかたが望ましいと思います。

また、生着率を高め、かつ仕上がりを良くするには、移植する毛髪の質が良いことも求められます。同じ頭部の毛髪はすべて性質が同じわけではありません。細い毛、弱くてすぐ切れてしまう毛は移植に適していないので、そうではない丈夫な毛を選ばなければなりません。

さらに、毛髪には毛流れ、髪の生え方、生える方向などのクセもさまざまです。これらをすべて勘案し、採取する毛髪を選ぶことが重要です。それぞれのクセを考慮し、自然な流れになるようにデザインするのもまた医師の腕の見せ所です。こうして見た目にも満足いく、ボリュームがありかつナチュラルな仕上がりになるのです。

これも、機械で行うには限界があります。経験豊富な医師が一つひとつ見極め、指先の感覚で判断し、手作業で選ぶのが最も質を担保できる方法なのです。

当院では術者は全員外科出身であり、かつトレーニングを重ねて精密で繊細な手術を行う技術を習得しています。

その職人技が高生着率を実現し、最終的な仕上がりやデザインの満足度を高めます。頭皮や毛髪の状態は個人差が大きく、ロボット手術に象徴されるような機械的な扱いはすべきでない、というのが私の考えです。実際に私は、手術中に自分の目で頭皮や毛髪の状態をしっかり見て、触って、その場で採取や植毛のやり方を微調整しています。それにより自然で、かつ生着率の高い植毛が可能になるのです。

植毛は臓器移植と同じであり、「誰がやっても同じ」を目的とするようなロボットに頼るべきではないと考えます。

[図表 12] MIRAI 法と従来の FUE 法、ロボット植毛手術との比較

比較項目	MIRAI法	FUE法	ロボット植毛
株の採取	直径約0.9㎜のパンチブレードで移植に最適な株を一株ずつ選んで採取	刈り上げたあと、直径1㎜前後のパンチブレードで一株ずつ採取	ロボットが均等な間隔で、直径1㎜前後で採取
移植ホールの作成	直径0.63～0.65㎜のパンチブレードで丸いホールを高密度で作成	メスで頭皮に切り込み（スリット）を入れる	人の手かロボットがメスで頭皮に切り込み（スリット）を入れる
株の移植	空気圧を利用したインプランターで一株ずつ移植	ピンセットを使い人の手でホールに一株ずつ差し込む	ピンセットで株をつかみホールに一株ずつ差し込む
術後の痛み	軽微。気になる場合は鎮痛剤で対処可能	FUSS法よりは少ない	FUSS法よりは少ない
傷跡	小さな傷跡でほとんど目立たない	FUSS法よりは目立たない	FUSS法よりは目立たない

（当院調べ）

「ばれたくない」は切実な願い

ＭＩＲＡＩ法は、傷や痛みが小さく、短時間で、満足のいく治療効果、この3拍子がそろった術式といえますが、一つだけ課題があります。

それは、ドナー採取のために後頭部等を「刈り上げる」必要がある、ということです。薄毛治療を決意してクリニックにいらっしゃる患者のほとんどは「周囲に知られたくない」という要望をおもちです。

ＭＩＲＡＩ法は確かに日帰り手術が可能で、術後に仕事を休む必要も原則的にはありませんので、その点では人に知られにくいとはいえます。しかし一方で、ドナーを採取するために刈り上げた後頭部や側頭部は、カバーシートでカバーはするものの、部分的に人工毛になるわけですから、違和感をもたれるなどで植毛術を受けたことが分かってしまう可能性はあります。

光の当たり方によっては、人工毛の繊維が反射して色が変わって見えたり、不自然なつやが出たりして、カバーシートをつけた部分だけ周囲から浮いて見えることがあります。

また、大量の植毛を行った場合は、刈り上げ範囲も広くなりますので、施術を受けたことが周囲に気づかれやすいリスクも高くなります。

結果的に気づかれずに済んだとしても、生えそろうまでの半年～一年にわたり、ばれていないだろうか、変なふうに見えたりしていないだろうか、と、カバーシート部分をいつも気にしているようでは、仕事に身が入りません。

かといって、手足と違い頭部ゆえ、自分でしょっちゅう確認するわけにもいきません。そう頻繁に鏡を見ることもできないでしょう。そんなイライラ、ひやひやもストレスを強めてしまいます。

実際に、経営者の方や接客業、外周りの営業職の方から、一部の髪だけ短くすることに抵抗感があるとの相談が寄せられたこともありました。人前に出なければならない仕事をもつ人にとってはとりわけ深刻な問題です。

低侵襲ですぐに日常生活に戻れることがメリットであるＭＩＲＡＩ法なのに、日常生活に戻ったはいいが刈り上げた部分が気がかりで行動が制限されてしまうのでは、配慮に欠けるのではないか。これはあえていえばＭＩＲＡＩ法の唯一の弱点です。

そこで当院では、ＭＩＲＡＩ法の長所を活かしつつも、さらに「ばれたくない」というニーズにこたえるメソッドの開発に着手しました。

術式のさらなる進化――究極の〝目立たない〟植毛「ＮＣ－ＭＩＲＡＩ法」

そこで生まれた治療法が、ＭＩＲＡＩ法の進化版であるナチュラルカバーリング（ＮＣ）自毛植毛、略して「ＮＣ－ＭＩＲＡＩ」法です。

ＭＩＲＡＩ法と違う点は、治療のために髪を刈り上げる必要がいっさいない、ということです。ＮＣ－ＭＩＲＡＩ法では髪が長いままの状態で、移植に必要な株を見極めてから、その株だけを短くカットし、採取する方法を用いています。言葉にすると簡潔ですが、長いままの状態で株を選び採取するには高い技術と根気を要し、素早く大量に植毛をすることは難しいとされています。

相当な時間を要するやり方であることは誰でも想像がつくと思います。本来であれば通常のＦＵＥ法で行う場合の4倍程度はかかるでしょう。

例えば１０００株の採取にかかる時間は、一般的に2時間程度です。そのあと植毛の工程がありますから、トータルの手術時間は4時間近くかかる見込みになります。

前頭部や頭頂部の広い範囲になると２０００株以上の植毛もよくありますので、このスピードでは日帰り手術が困難になることも考えられます。

しかし、あまり時間がかかっては、患者への負担となってしまいます。そもそもＭＩＲＡＩ法は低侵襲、短時間が大きな特徴です。ＮＣ－ＭＩＲＡＩ法もそれを前提にしなければなりません。

そこで医師やスタッフが研鑽を積み、それにより工数の短縮化を行うことで、刈り上げない方法の短時間化を図っています。

そのスピードは1時間に１３００株以上。これは通常のＭＩＲＡＩ法、つまり刈り上げて行う場合と比べてもそれほど遜色のない速さです。そして、ロボット植毛を上回るレベルのスピードです。

また、採取した株は、成分や温度などを研究・精査した保存液に浸しておくなど、現状考え得る最良の状態で移植時まで保管します。組織の機能が極力損なわれないようにすることで、高い生着率を実現しています。

採取部はごく小さな傷ができるだけで、それも自身の周囲の髪で隠せます。したがってカバーシートをつけることなく、術前とほとんど変わらないヘアスタイルを維持することができます。

MIRAI法とNC－MIRAI法の術直後の比較写真を見てください（134ページ）。どちらも採取した株は同数です。MIRAI法ではこのあとカバーシートで採取部を隠しますので、刈り上げがここまで目立つことはありませんが、やはり自身の毛髪で隠せるほうがより自然ですし、なにより周囲から違和感をもたれる心配がいっさいありません。

NC－MIRAI法なら2000株以上の大量植毛であっても刈り上げを行わず、カバーシートもつけません。

手術の翌日からは自然な髪で日常生活に戻ることができるのです。ばれたらどうしよう、といった心理的負担がかからない、ということは大きな安心感につながるはずです。人と接するときにも自信をもって堂々としていられるのは、最大のメリットといえるのではないでしょうか。

MIRAI 法と NC-MIRAI 法の施術直後の比較写真

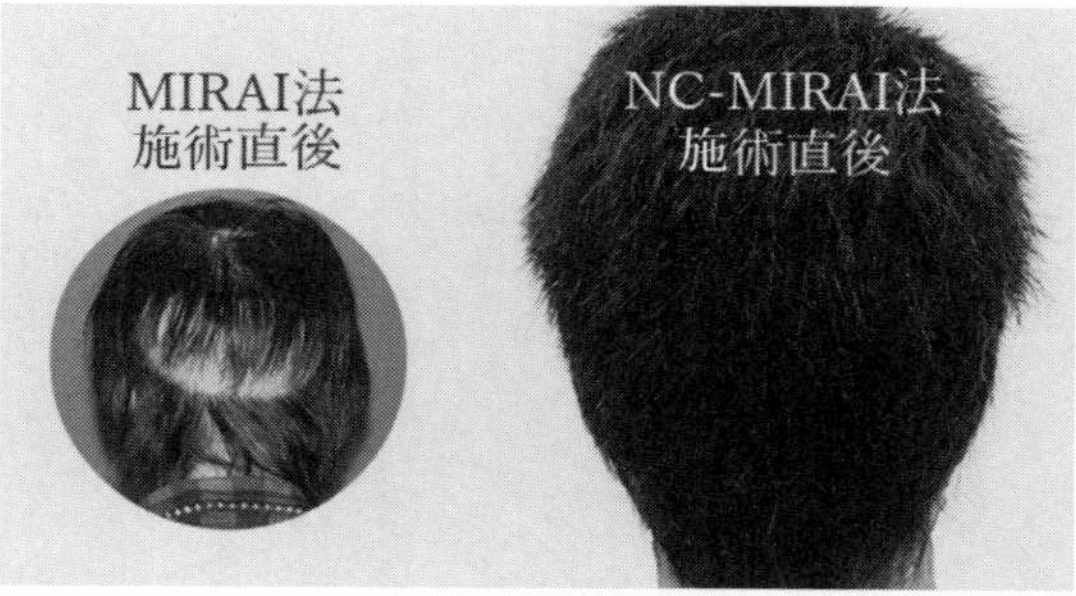

左がMIRAI法、右がNC-MIRAI法の施術直後の頭部。MIRAI法では刈り上げ部分が目立つため、カバーシートで隠す必要がある。しかしNC-MIRAI法は刈り上げないので、写真のように自然で、手術痕はまったく分からない。

ここまで「ばれにくい」ことに重点をおいて説明してきましたが、どんなにばれにくくても、仕上がりに満足がいかなければ良い術式とはいえません。

この点、ＮＣ–ＭＩＲＡＩ法ではＭＩＲＡＩ法と同じ超極細のマイクロパンチブレードを用い、高密度の移植を行いますので、仕上がりもＭＩＲＡＩ法と同様の、十分なボリューム感やナチュラルなヘアスタイルをつくることができます。

既存の髪の中に移植を行う必要がある頭頂部やつむじへの植毛に関しても解決できます。

しかしながら、結果がすばらしい分、施術者にとっては極めて高度な技術が求められる手術といえます。

海外には似たような手術を行っているクリニックも存在しますが、使用機器や技術の点で、その精度には疑問符がつくところも少なくありません。長時間を要したり、手術痕が雑で、自毛を使って隠せるとは名ばかりだったりというケースも散見されます。

患者にとって負担が少なく、かつ満足度の高い手術をしようとすると、術者にとって難易度が高くなる。しかし、それを機器にすべて置き換えようとするのは限界があり、不可能です。

では術者の技術が優れていればいいのか、といえば、それだけではありません。スタンドプレーにこだわっては良い手術はできないのです。

機器、執刀医の腕、綿密な手術計画、チーム医療、アフターフォローなどといった、手術にかかわるすべての工程とすべての人が、手術を確実かつ安全に行うために最適の状態で最高のパフォーマンスを発揮する。これが、何よりも大事なのです。

頭皮の奥にあり外側から簡単には目視できない毛包の状態を瞬時に判断し、植毛に適した毛髪を選び取るスキル、頭皮の硬さに応じて機器の出力を調整し毛包や毛髪を傷めることなく採取、植毛するスキルの習得と向上に当院はたいへんこだわっており、他院の医師の教育にも力を入れています。

「患者のために」思いを同じくしたスタッフの努力が結集して初めて良い手術ができるのです。

〈NC–MIRAI法　手術の流れ〉

①移植株（グラフト）の採取

ＭＩＲＡＩ法ではまず、後頭部をバリカンで刈り上げてから採取しますが、ＮＣ–ＭＩＲＡＩ法では刈り上げず、移植に適した株をその場で見極めその株の毛髪だけ短くカットし、マイクロパンチブレードで吸引しながら採取します。

刈り上げる場合よりも手間がかかりますが、当院では熟達した医師の手技により、ＭＩＲＡＩ法とほぼ同等の時間で採取が可能です。

②移植ホールの作成

前頭部や頭頂部など、移植が必要な部分に、採取した株を植え付けるためのホールをつくります。ここでは独自開発したマイクロパンチブレードを操作し、頭皮組織を吸引しながら世界最小の0・63〜0・65㎜の穴をあけていきます。高密度で作成できるのでボリューム感のある植毛が可能です。

手術後の仕上がりをイメージしながら丁寧に行っていきます。

③株の移植

②でつくった移植ホールへ、インプランターを用いて株を一株ずつ植え付けていきます。ホールは移植株よりも小さいサイズで、空気圧により植え付けていくので脱落しにくく、よって高い生着率が得られます。部位などによる毛流れも考慮し、ナチュラルに見えるよう配慮しながら移植していきます。

なお、手術は局所麻酔下で行いますので、患者は痛みもなく、うとうとしている間に手術が終わります。手術後は別室で休憩後、すぐにお帰りいただけます。

術式をカスタマイズして高コスパを実現「Ｕｎｉｔｅｄ ＭＩＲＡＩ法」

刈り上げずに植毛するＮＣ－ＭＩＲＡＩ法はＭＩＲＡＩ法よりも手間がかかるため、その分施術費用が高くなっています。

そこで「刈り上げたくはないが、なるべく費用は抑えたい」といったご要望に応える形で、ＭＩＲＡＩ法とＮＣ－ＭＩＲＡＩ法を融合させた新方式の開発に至りました。それがＵｎｉｔｅｄ ＭＩＲＡＩ（ユナイテッド・ミライ）法です。

Ｕｎｉｔｅｄ ＭＩＲＡＩ法は、治療費用を安く抑えられるＭＩＲＡＩ法と、刈り上げずに行うＮＣ－ＭＩＲＡＩ法を、患者の毛髪・頭皮の状態に合わせて使い分ける方法です。患者一人ひとりに合わせてカスタマイズするという発想のもと設計された、業界初のオリジナル自毛植毛術です。

刈り上げることに抵抗のある患者は大勢いますが、そのなかでも、いっさい刈り上げた

［図表13］United MIRAI 法のカスタマイズ例

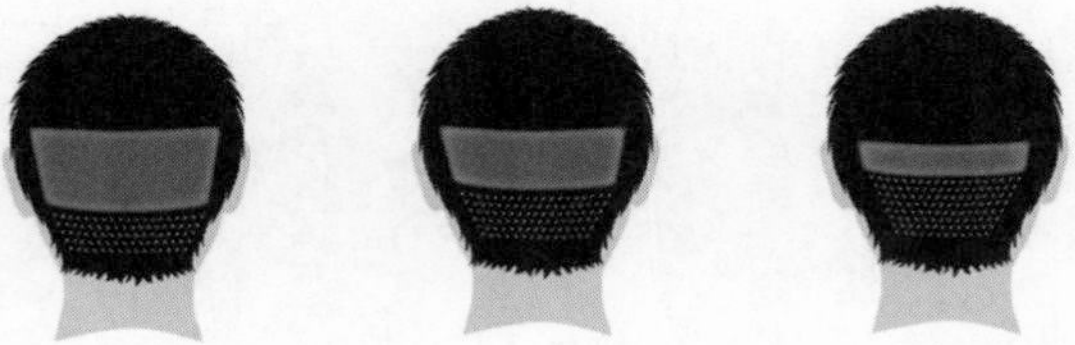

Case 1
髪が長い（10㎝以上）人の場合はMIRAI法：NC-MIRAI法＝7：3の割合とし、刈り上げた部分（図の灰色の部分）は自分の髪で隠すようにする。

Case 2
髪が短い（8㎝程度）人の場合は、自毛で隠せるぎりぎりの範囲をMIRAI法とし、MIRAI法：NC-MIRAI法＝5：5の割合で施術。

Case 3
髪がさらに短い（6㎝程度）人の場合、NC-MIRAI法の範囲を広めにして、MIRAI法：NC-MIRAI法＝3：7で施術。全部NC-MIRAI法で行うよりもコストダウンが可能。

くない人、カバーシートをつけたくないので刈り上げたくない人など、具体的なニーズはさまざまです。

ゼロか100、つまりまったく刈り上げないか、刈り上げるかの2択ではなく、自毛で隠せる部分なら刈り上げてもよい、という人もいます。

こうした個々の希望にできるだけ沿えるよう、刈り上げで行う部分と、刈り上げずに行う部分とその比率をカスタムメイドでプランニングするというのが、United MIRAI法の特色です。

メスを使わず痛みを最小限に抑え、かつリーズナブルに植毛手術を行うMIRAI

法と、刈り上げないため傷跡が目立たないＮＣ－ＭＩＲＡＩ法の「良いところどり」をした方法ともいえます。

二つの手術のメリットを組み合わせることで、手術費用は抑えながらも植毛を受けたことを感じさせない自然な仕上がりの両立が可能になっています。

例えば、髪が長い方の場合なら、ＭＩＲＡＩ法をメインにしつつＮＣ－ＭＩＲＡＩ法を併用します。それにより後頭部の刈り上げ範囲を、自毛で隠れる最小範囲にし、術後すぐに刈り上げ部分が目立たないヘアスタイルにすることができます。

一方、スポーツ刈りなどの短髪の場合は、刈り上げると比較的傷跡が目立ちやすいスタイルですが、移植株数がさほど多くない場合は、二つの術式を５対５の割合で組み合わせます。自分の髪で隠せるギリギリの範囲を刈り上げ、隠せない部分は刈り上げずに採取することで術後も自然な仕上がりになります。

さらに短い場合は、ＮＣ－ＭＩＲＡＩ法の割合を７割程度にすると、ＮＣ－ＭＩＲＡＩ法１００％で行った場合よりも３割程度コストダウンして手術を行うことができます

これらはあくまで一例であり、患者の髪の状態や予算の都合などさまざまな条件を考慮

したうえでカスタマイズします。

植毛手術後のアフターフォローについて

いずれの植毛術後も、アフターフォローが非常に重要です。

植毛直後の頭皮は非常にデリケートな状態です。しかも部位によっては自分で直接見ることができません。したがって、頭皮や髪を触ることがとても怖いと感じるはずです。まして洗髪となるととても自分ではできない、と思うでしょう。

患部を見ることができないまま洗髪しようとしても、傷の状態がどうなっているのか分からないので不安であるばかりか、指先につい力が入ってしまったり、爪で頭皮をひっかいてしまったりすると、頭皮や移植した毛髪を傷めてしまう恐れがあります。

かといって、洗髪せずにがまんすれば、かゆみなどの不快感が増す上、頭皮に雑菌が繁殖し感染症にかかるリスクも高くなってしまいます。

また、傷が乾燥するとかさぶたができやすくなりますが、これには余分な脂分やフケなども交じっていますから放っておくと不衛生ですし、見た目にもよくありません。術後は創もあり非常にデリケートな状態ですので、頭皮を清潔に保つことは術後の経過を良好にするためにも重要です。

ちなみに当院では洗髪も、消毒などの術後の創のケアと同等に、医療に付随する処置の一環としてとらえ、手術翌日に来院の際、専門のスタッフによる洗髪を行っています。頭皮や毛髪を傷つけないよう洗髪し、清潔かつ違和感のない髪型になるよう整えます。

アフターフォローも治療の一環です。植えるだけではなく、生やすことが目的なので、植毛後のアドバイスも大切だと考えています。

なお、仕事は翌日から復帰可能ですが、重労働は1~2週間程度控えるほうが安心です。スポーツも1~2週間は様子を見て、無理をしないようアドバイスしています。

そのほか、植毛手術後に関して、よくいただく質問と回答をまとめました。

アフターフォローQ&A

Q　手術後、食事は普通に取って良いのですか?

A　かまいません。ただし「激辛料理」や「アツアツの鍋料理」など、血流が増すような飲食物を摂ると、術後の患部が腫れやすくなったり、傷の回復が遅れたりする恐れがあります。手術当日から2~3日は避けるほうが良いでしょう。

Q　手術後の包帯はいつ取れますか?

A　手術翌日に処置のため来院していただき、それ以降に取ることができます。

Q　飲酒は術後に影響ありますか?

A　飲酒後は血流が増しますので、患部の腫れや傷の回復が遅れるなどの影響が懸念されます。できれば手術後の傷が安定するまで、1週間くらいは控えめにするほうが良いでしょう。

Q　タバコはいつから吸えますか?

A　手術後の喫煙は傷の治癒を遅らせますし、喫煙者は非喫煙者に比べて手術経過が悪いことも明らかになっていますので、できれば手術の傷が安定するまで1週間くらいは控えめにするのが良いでしょう。

Q　仕事で帽子着用が義務付けられています。かぶっても大丈夫でしょうか。

A　帽子着用は手術の翌日から可能です。ただし着脱時に移植部をこすらないようにしてください。また強く深くかぶると移植部を圧迫するもとになりますので、気をつけてください。

Q　ヘルメットの着用が必要な職場なのですが、いつから着用できますか?

A　ヘルメットも基本的には帽子と同じく手術翌日から着用が可能です。かぶるときに移植部をこすったり圧迫したりしないよう気をつけてください。

例外として、鉄製のヘルメットは硬い素材部分が直接頭皮に触れますので、術後1週間程度経ってから着用するのが望ましいです。

Q　手術後どのくらいで、理容室や美容院に行っても大丈夫ですか?

A 傷が安定するまでの術後1週間程度経ってから行くのが良いでしょう。自毛植毛は自分の髪が生えてきますので、生えたあとはパーマやカラーリング、各種ヘアスタイルも自由にしていただけます。

Q 手術後、理容師や美容師になにか伝えたほうがいいのでしょうか?

A 手術直後でない限り、理容師や美容師に伝えなければならないことはありません。当院の自毛植毛手術では、移植した部分を理・美容師さんが間近で見ても、植毛だと気づかないほど、密度や毛質、毛流などの仕上がりは自然に近いものになります。

Q 植毛手術を受けたあと、髪を染めても良いですか?

A はい。自毛植毛は自分の髪が生えてきますので、カラーリングやパーマなど自分の髪にできることは制限なくすべてできます。ただ手術直後は頭皮がまだデリケートな状態なので、カラーリングは手術後1カ月ほど経ってからのほうがよいでしょう。

Q　植毛手術を受けたあと、パーマをかけることはできますか?

A　はい。パーマ、ストレートパーマ、縮毛矯正なども制限なくすべて行えます。

Q　手術後、どのくらいから整髪料を使えますか?

A　手術の傷がある程度落ち着いてから使うことをおすすめします。目安としては術後3～4日経てば問題ありません。ただし整髪料が頭皮に多量に付着するような使い方は避けてください。また整髪料の成分のなかには術後の傷に悪影響を与えるものもあるかもしれないので、洗髪は必ず毎日行い、就寝前に整髪料の成分を落とすことを心がけてください。

Q　手術後、市販の育毛剤を使ってもいいですか?

A　はい。ただし、手術直後は傷跡がまだ安定していませんので、術後1～2週間程度経ってから、様子を見ながら使うのがよいでしょう。

【スペシャルインタビュー】

超魔術師　Ｍｒ．マリックさん（「ＮＣ－ＭＩＲＡＩ法」を語る）

本章では、当院で行っている最新鋭のオリジナル自毛植毛法「ＮＣ－ＭＩＲＡＩ法」を実際に受けた患者の代表として、超魔術師　Ｍｒ．マリックさんの体験談をご本人へのインタビュー形式で紹介します。自毛植毛の真の実力と可能性を知っていただければ幸いです。

▼プロフィール▼

超魔術師　Ｍｒ．マリックさん

１９８８年にデビュー、「ハンドパワーです」「きてます」の名台詞とともに、超魔術で空前の社会現象を巻き起こす。

１９８９年のゴールデンアロー賞・話題賞、ＡＴＰ賞を受賞。その後、ＴＶ・ＣＭ・舞台演出などにて活躍。２００５年には、トップマジシャンを集めた舞台集団「Ｍｒ．マリック超魔術団」旗揚げ公演を大成功させる。

ディナーショーや各種イベントステージにも多数出演し、歌舞伎やコンサートなどの舞台演出や特殊効果、技術指導も行っている。

50歳過ぎから「きてるかも……」へアケアや育毛剤も効果を実感できず

――髪のことはいつ頃、どんなきっかけで気になりだしたのでしょうか。

私の場合、人前でマジックを見せる仕事ですから、どうしてもお客さまの視線は私の顔や頭に集まるわけです。ですから若いころから髪には気を遣っていました。

家系的には薄くないんですよ。Ｍｒ．マリックで出ていたときは長髪でしたし、自分が薄毛で悩むことはないだろうと思っていました。

でも50歳を過ぎてから、まず白髪が気になり始めて、抜いちゃいけないと言われていましたけど結構自分で抜いていたりしたんです。そのころからなんとなく「きてるかも……」と。

そこで、パウダーで隠してみたり、自分の髪を気になる部分になでつけスプレーで固めたり……でも時間も手間もかかって、たいへんなんですよね。

テレビ映像も発達して、4K、8Kなんて出てきて鮮明になってきましたから、そんな小細工では通用しないな、と焦りも感じていました。

育毛剤もいろいろ試しましたし、薬も使ったのですが思うような効果は実感できず、漫然と使い続けることにもストレスがありました。費用もばかになりませんしね。


――「自毛植毛」との出会いは?


自毛植毛については、昔、雑誌かなにかで見て知ってはいました。すごい技術があるものだなあとは思ったものの、具体的にどのようなものかまでは分からず、それ以上の強い関心をもつまでには至りませんでした。でも自分の髪の毛の細胞を移植して生やすというのは効果があるのだろうな、とは思っていました。

それが最近になって、マジックの教え子の一人である医師から「自毛植毛は今、最先端の治療ですよ。自毛植毛に関しては日本でトップレベルの医師を紹介できる」と聞いたんです。

40年来の付き合いがあり、信頼のおける医師がいうのだから間違いないだろう、と、診察を受けることにしました。

手術を受けたという感覚もないくらい「あっという間」痛みもまったくなし

――術前の不安は?


それでも「手術」ですから、やはり不安はありました。手術という言葉自体が怖いんだけども、私は特に痛いのが苦手で……。なんか切ったり針で刺したりするようなイメージで、痛いんじゃないのというのがいちばん気になりました。

それから年齢のこと。私は70歳を過ぎたらそうそう毛は生えてこないと思いこんでいたので、72歳でも植毛の効果はあるのか、移植して本当に生えるのかが気になって、医師には率直に聞いたんです。そうしたところ、「大丈夫です」と即答いただけたので、不安がなくなり、受けてみよう、と決断しました。

——実際に、術中はどうでしたか？

術中は頭の後ろのほうを触られている感触は分かりました。植えるときはほとんど分からないんですけど、髪を取るときのじょりじょりという音は聞こえたのと、ちょっと髪を引っ張られるような感覚はあって、なにをしていらっしゃるのだろうなあ、と考えているうちに、あっという間に終わっちゃいましたね。

——あっという間、と思うくらい早かったのですね。

手術中も、ものすごいスピードでやってらっしゃるのが分かるんですよ。毛根は生き物ですから、やはりスピードが大事だと説明がありました。

また、先々のことを説明してくださったので安心してなすがままにお任せできました。

本当に、あっという間でしたね。こんなに簡単でいいんだろうか、と思うくらい。びっくりしていますよ。

夕方には家に着きましたから、美容院に行ってくるのと同じ感覚ですね。美容院に行くときにも11時くらいに店に入って3時くらいに帰ってくるんです。ブリーチを入れていますから美容院でも3時間くらいはかかるんですよ。同じくらいの時間で手術して帰ってこれたので、手術を受けたという感覚もないくらいです。

――痛みはいかがでしたか?

痛みはまったくなかったです。麻酔の注射も痛いうちに入らないですよ。何カ所か打っていただいたけれど、歯医者の麻酔のほうが痛い。とにかく、この手術中に、痛いことをされたと思うことはまったくありませんでした。

家に帰ってからも、痛みが出るようなことはまったくありませんでした。

手術後に、麻酔がきれたときに痛くなったらどうしよう、夜中にもし痛みが出たら……などと術前には思いましたが、いらぬ心配でした。

痛み止めの飲み薬も、いちおう、飲んでください、といわれていたので飲みましたが、痛かったから飲んだわけではありません。美容院のブリーチの液のほうが痛いですよ。

寝る時も、手術当日の夜だけ包帯はしていましたが、いつものように、いつもの姿勢で問題ありませんでした。

その包帯もあくる日には取れましたし。

かゆみはちょっと、後頭部のあたりが。少しかさぶたができていたみたいで、自分で取っていいのかどうか分からなかったので、触らず自然のままにしておきました。腫れはなかったです。

手術翌日から、誰にも気づかれず普通に仕事。
自然の毛だから安心。これ以上の治療法はないでしょう

――術後、周囲の反応は？

術後のことで一番心配していたのが、手術後に髪の毛が少なくなってしまって、見た目が変わること。人から「あれ？　なにかしたの？」と言われたりしたらいやだなあと思っていました。

でも、あくる日から普通に仕事でいろんな方とお会いしましたけど、誰にもなにも言われませんでした。一晩寝たらもう普通に仕事できましたから、すごいですよね。

体調もまったく変わりなく、大丈夫です。手術、というから緊張しちゃいますけど、さすが最先端の技術ですよね。

――これから楽しみですね。

今の時点で、植えたところはまだ毛は伸びていませんが、針のようにしっかりした毛があるのは分かります。今後どうなるか楽しみで仕方ないんです。

髪が生えてきたら、もう気にしなくていいのがいいですよね。今のテレビカメラはすごいですからね、毛穴まで映りますから。そういった意味ではどんなにアップで映ったとしても自分の、自然の毛ですから安心ですし、これ以上の薄毛治療はないですよね。

自ら自毛植毛したとオープンにする人はあまりいないと思うんです。でも私は生えてきたら言いますよ。体験した人が言わなければ伝わりませんから。この歳ですしね。この歳で髪がよみがえったならもう、マジックを超えているといっていいくらいの感動ですね。

〈治療の流れ〉

【初診時】

受付・問診票記入

完全予約制のためほかの患者と顔を合わせることなく受診。問診票には、薄毛の症状や服用中の薬などの必要事項を記入。

専門カウンセラーによるカウンセリング

薄毛の悩みやこれまでの治療経験などを聞き、取り得る治療の選択肢について説明。治療の不安や疑問にも対応。

診察

現在の頭皮や毛髪の状態を医師が把握し、これまでの薄毛治療の経験や経緯、マリックさんの希望もうかがったうえで、治療方針を決めていく。医師からは植毛治療による効果やリスクも説明。

血液検査、手術日の予約

植毛治療を安全に行うために血液検査を実施。結果に異常がなければ手術日の予約を取る。

【手術当日】

9：15　来院

診察

術着に着替えたあと、当日の体調などを医師が診察。健康上の問題がないことを確認する。

10：24　手術開始

担当医のほか、複数のスタッフがつき、手術開始。

採取部分を麻酔。

10：28～11：58　グラフト採取

休憩

12：33　植毛部分を麻酔

12：37～13：58　ホール作成・インプラント

14：00　手術終了

移植が終わると手術完了。植毛した箇所は包帯を巻き、それ以外の部分の洗髪を行う。包帯が目立たないようニット帽を用意。

【手術翌日】

洗髪

手術後の不安を解消すべく最新の創傷治療理論に基づき、専門のスタッフが洗髪やヘアケアを行う。自宅でのケアの仕方についても説明。

アフターケア

手術後は定期的な診察で経過観察を行う。

［第5章］

薄毛治療は新時代へ——自毛植毛は科学的根拠に基づいた医療である

顧客ファーストを貫く

もはや植毛は、いちかばちかの賭けに出る覚悟で受けなければならないような、怪しげな治療法ではありません。

自毛植毛は自身の毛組織を移植し、そこに毛髪を再生させる最先端の治療法です。そして最新鋭の自毛植毛は、かつてのようにメスを使い頭皮ごと切除するような大掛かりな術式ではなく、出血や痛みを最小限に抑え、かつ見た目にも手術を受けたことが分からないような、負担の少ない術式で行えるようになっています。

しかし、どんなに良い術式でも、実際にそれを行うのは各クリニックであり、人の手です。いかにクオリティの高い手術を行えるクリニックを選ぶかが、満足のいく治療になるかどうかを左右することはいうまでもありません。

また、そもそも自分の薄毛は自毛植毛の手術の適応があるのか、あるとすればどのくらいの株数の植毛が必要で、かかる時間や費用はどのくらいか。もし自毛植毛を受けなかったらどうなるのか……患者の不安や疑問はたくさんあるはず。それらを一つひとつ解消しながら、かつ自分にとって最適な治療法を選ぶには、かなりの情報量が必要でしょうし、しかもその情報は嘘やごまかしのない、適正なものでなければなりません。

患者に誤った情報を提供して無理に手術を受けさせるような営利最優先のクリニックは論外としても、医療機関側と患者側との間でちょっとした言葉の行き違いなどから認識の相違が生じてしまう危険性はあり得ます。その結果、納得いかないまま治療を受けてしまった、とか、希望どおりの植毛にならなかった、というのではなんにもなりません。

患者のためにならなければ、どんなに良い術式であっても、価値がないのです。

また、公的保険が適用される治療は、どの医療機関でも同じ治療が受けられることが原則となっていますが、ご存じのとおり自毛植毛は現在のところ自由診療です。そのため、治療方針や内容に各医療機関の独自性が出しやすい反面、患者が選ぶ際に、どんな治療が自分にとってベストなのか比較検討しにくいということもあると思います。

そこで重要になってくるのが、丁寧なカウンセリングと確かな診察、そしてインフォームドコンセント（説明と同意）です。

薄毛の悩みと一口でいってもその内容はさまざまです。後退した額の生え際や、地肌が透けて見えるほど薄い頭頂部など、典型的なＡＧＡの男性もいれば、そこまで深刻でなくても、こめかみのそりこみや広くなった額を気にして来られる方もいます。ほかのクリニックで植毛手術を受けたものの、仕上がりに満足できず相談に来られる方もいれば、美容目的で額を下げ、小顔に見せたいと願う女性もいます。

皆さまが真剣に悩んでいるからこそ、勇気をもって医療機関の戸をたたいてこられているのです。その気持ちを軽んじることがあってはなりません。どんな悩みをもっているのか、どのような植毛を望んでいるのか、植毛後、生えそろった時にどんな髪型にしたいのか、そして予算のことも……。カウンセリングでは、患者の意向をきちんと聞くことをなによりも重視しています。

そして、医師の診察結果も踏まえ、最適な植毛のプランについて患者と一緒に確認しあい、患者の納得がいくまで説明し、不安や疑問点をすべて解消したうえで、治療を受けるかどうかを熟考していただく、これがインフォームドコンセントのあるべき姿です。

当院としては、自毛植毛技術ではＮＣ－ＭＩＲＡＩ法が究極の植毛手術であると思っていますが、それぞれの患者にとってベストであるかどうかは、実際にお会いして話し合ってみないと分かりません。患者のライフスタイルや価値観によって、最適な治療法は異なるからです。

植毛と一口にいっても患者それぞれに状況は異なりますし、手術の内容も変わってくる、ということです。

そこで、当院では、それぞれの治療法のメリット・デメリットをしっかりと話したうえで治療の有無や治療の方法を決めていくことを大事にしています。こちらから一方的に、いずれかの治療法を強くお勧めすることはない、ということです。

なにがなんでも植毛手術ありき、しかも患者に考える時間も十分与えず、自院の得意なやり方を一方的に押し通すような対応では、患者の不安はつのるばかりでしょう。それで、お任せした挙句思い描いていたような結果にならなかった、というのでは、自毛植毛の治療そのものの評判を損ねることにつながりかねません。

当院では自毛植毛こそ薄毛治療の第一選択になるべき、との強い信念をもち、これまで技術革新や向上に努めてきました。だからこそ自毛植毛の評価を貶めるような強引で稚拙なやり方は看過できないのです。

クリニックには確実性の高い治療法を用意し、医学的知見から分かりやすく説明をすることが求められているのではないでしょうか。「本当に生えるのだろうか」と不安を抱く患者に安心していただき、納得して治療にのぞむことができるようにすることが最も大切です。

薄毛も早期発見、早期治療が大事

薄毛の根治療法として、自毛植毛は国内でもかなり認知され、近年では20～30代で薄毛に悩む若い世代からの相談も増えています。老若男女、薄毛に悩むすべての方に適応可能ですが、特に若い方はこの治療の恩恵を早くから受けられるといっていいでしょう。

自毛植毛は1回行えばその効果は永続的であり、移植毛に対しての投薬などの追加治療も、かつらで必要とされるようなメンテナンスも不要だからです。

人生100年時代と言われるとおり寿命を全うするとして、30歳で自毛植毛を受ければ、のちの70年間、移植した髪はAGAになることなく維持できます。

一方、30歳でAGAを治そうと投薬治療を受ければ、一生薄毛から解放されるためには、

70年間薬を使い続けなければなりません。

どちらが人生をストレスフリーで送れるか、いうまでもないでしょう。

自毛植毛はハードルが高い、と端から諦めてしまうと、その後何十年にもわたり薬とつきあい、常に薄毛であることを意識しながら生きなくてはならない可能性もあるのです。

当院では年末が近づくと薄毛相談や診察が増える傾向にあります。時節柄、クリスマスやお正月を控えているからではないかと推察されます。カウンセリングでうかがうお話の内容からも、こうした行事を前に焦っている様子がうかがわれます。

しかし、自毛植毛を選択したとしても、術後に毛髪が生えそろうまで1年程度はかかるので、12月から治療を開始するのではとうてい間に合いません。

もっと早くきていただけたら……、こうしたケースに出合うたび、残念に思います。

ＡＧＡの症状が進行してから自毛植毛を受けようと思っても、進行度合いによっては移植株を十分な量採取できない場合もあります。植毛をしても期待どおりの効果が得られない可能性もあるわけです。

ほかの病気と同様、薄毛も「早期発見、早期治療」が望ましいのです。悩み続けてもそれで毛が生えるわけではありませんし、ＡＧＡの進行が止まることも残念ながらありません。できるだけ早く、確かな治療技術のある医療機関へ相談に行くことをお勧めします。

もちろん、自毛植毛が若者限定の治療法だと言いたいのではありません。中高年の方でも、残りの人生を、薄毛を気にせず生きることができますから、自毛植毛は人生の質を高めるという点において非常に優れているのです。

一方、科学的根拠に乏しいヘアケア用品や、医療機関ではない施設でのマッサージなどのサービスでは、発毛のニーズを満たすことは難しいでしょう。これらも付け心地や香りが気に入っている、とか、洗髪やマッサージが気持ち良い、といった理由で、本人が納得して続けるのはまったく構いませんし、今ある毛髪を健やかに保つのには良いのかもしれません。しかしそれと、薄毛を医学的に治療することとはまったく別目的です。この点は重要なポイントになります。

植毛手術は保険診療

さて、自毛植毛の医療にもまだ課題はあると感じています。

その一つに、自毛植毛は公的保険の適用外であるということが挙げられます。

加齢変化にともなうＡＧＡとは別に、臨床経験上、20歳代前半にＡＧＡの症状を呈して薄毛になってしまう人が存在します。若い年代で起こる症状は、従来のＡＧＡのパターンとは異なっており、新しい病態と考えてもよいと思います。

病気の治療という観点でとらえれば、将来的にはこのような若年者のＡＧＡは公的健康保険が適用され、植毛治療も一部公費負担のもとで受けられるようになっても良いのではないか、と考えます。

同様に、年代問わず病気が原因で毛髪が抜けてしまった場合も、保険適用下で自毛植毛が行えれば良いと思います。そうすれば、自毛植毛が薄毛に悩む人の需要により多く応えることができるようになり、科学的根拠の薄い薄毛ビジネスは淘汰されていくのではないでしょうか。

日本人の髪質や皮膚に合った技術開発を

当院は、より日本人に合った植毛技術や機器のさらなる開発にも意欲をもっています。

日本人を含めたアジア人と西洋人では、毛質や皮膚の状態などがまったく異なり、西洋の技術をそのまま導入しても、日本人には適さない場合があるからです。

例えば海外で開発されたロボットによる移植株の採取は、日本人の場合、後頭部に肥厚性の隆起をともなう瘢痕ができることが、比較的多く見受けられます。このようなことが生じないためにも、日本人に適した器具や手技の開発は極めて重要な課題です。

たとえば当院オリジナルのパンチブレードも日本人に適しているかどうかという観点をもって独自開発しています。またまったく新しい観点に基づく株の採取器具の開発も進めています。

さらには、植毛手術は「臓器移植」の一形態であるとの考えから、細胞のダメージを少なくする保存液や保存条件の研究、手術の短時間化で体外虚血時間を短縮し、生着率を高める努力を日々行い、手術成績の向上を目指しています。

薄毛を「治す」が当たり前の時代に

薄毛は今まで長きにわたり、生命を直接脅かす症状ではないことから、医療分野では積極的に取り上げられてきませんでした。

しかし現実には、とても多くの人が薄毛に悩み、精神的に追い詰められ、人生を楽しく豊かに生きる気力すらそがれていることもあります。

薄毛は「治療」の対象であることを、もっと一般の方に認識していただきたい。それによって薄毛の人は肩身の狭い思いをせず、こそこそ隠したり、効果があいまいな薄毛ビジネスに惑わされたりすることなく、解決への一歩を踏み出しやすくなると思います。

カツラやつけ毛（エクステ）などは、一時的なその場しのぎであり、永遠に使えるものではありません。たいへんな維持費がかかるうえ、外すに外せず定期的につくりかえるなどして結局、大金を投じることになってしまいます。

当院で自毛植毛術を受けたある方は、薄毛治療の確かさ、すばらしさをこんなふうに語ってくださっています。

「私は、『植毛手術を受けた』と、隠さずに言うことができます。植毛したことを公言しない人のほうが多いのかも知れませんが、私はむしろ、人に言いたいほうです。なぜかといえば、髪が生えたことがうれしくて仕方ないからです。

しかも、生えているのは『自分自身の髪』。恥ずかしがらずに堂々と言うことができるのはこれも大きいでしょう。もしカツラや人工毛による増毛法だとしたら、胸を張って人にいうことはできなかったと思います。

自毛植毛は、自分自身の髪を使ったものであり、移植した髪はしっかり生えてきます。そして、一度生えた髪は伸び続け、生涯ふさふさの状態でいられます。メンテナンスの煩わしさも、なにかをやり続けなければならないというストレスもありません。

自分の髪が生えて見た目が変われば、気持ちも必ず変わります。私はそれで人生のすべてが良い方向へ変わったと思っています」

「隠す」のではなく、「人工物で増やす」のでもなく、自分の毛を生やす。将来的にはこれが当たり前の時代になっていくでしょう。ここ10年をみても、自毛植毛は術式も器具も手技の面でも、すべてにおいて格段の進化を遂げています。ぜひ多くの方に発毛の喜びを実感していただき、幸せな人生を送っていただきたいと思います。

おわりに

脱毛や薄毛のメカニズムあるいは治療法の研究は以前に比べれば格段の進歩を遂げており、隔世の感があります。過去には分からなかったことも優れた科学的研究により少しずつ解明され、治療への応用も進んでいます。

しかし本稿でも触れたように、その予防や対策のなかにはまだまだ科学的なデータに乏しいものが多くあり、脱毛や薄毛に悩む人の不利益にならないよう啓蒙すべき点があると思われます。

レックリングハウゼン病という皮膚疾患があります。この疾患はニューロフィブロミンという蛋白をコードする遺伝子異常で発症しますが、日本では厚生労働省の難病指定を受けています。本症は大変多様な症状を呈しますが、皮膚ではカフェ・オ・レ斑というミルクコーヒーの色に似た黒褐色の色素斑や神経線維腫が多数生じます。こういった皮膚病変は患者にとって大きな外見の悩みとなっています。

脱毛や薄毛においても、外見がたいへん気になる悩みという点ではまったく同じだと思います。近年の医学の目覚ましい進歩をもってしてもいまだ薬物投与などによる治療だけでは限界があり、それを克服し得る画期的な治療法が自毛植毛と言っても過言ではないと思います。

脱毛が起こりにくい後頭部の毛髪を採取して薄毛の部位に植毛することで、永続的な毛の成長をかなえることが可能です。自毛植毛技術に熟達した医師による治療でこれまで医療上の重大な問題や副作用の報告はありません。

自毛植毛は脱毛・薄毛による深い悩みをすっきりと解決し得る一つの有力な治療法です。どうぞ一人で悩まず、自毛植毛技術の確かな医療機関にご相談ください。一人でも多くの方がこの治療により明るい未来を手に入れられることを願っています。

最後までお読みいただきありがとうございました。

［執筆協力］

中山樹一郎

親和クリニック　福岡院　院長

福岡大学 名誉教授。日本皮膚科学会 皮膚科専門医。昭和50年九州大学医学部卒業。平成３年同大医学部助教授、平成10年福岡大学医学部主任教授、平成26年福岡大学医学部総合医学研究センター教授を経て現職。

滝田賢一（第２章担当）

親和クリニック　大阪院　院長

日本外科学会認定専門医、医学博士。福島県立医科大学大学院修了後、同大学付属病院、国立病院機構福島病院の後、平成26年親和クリニック新宿副院長を経て現職。自毛植毛手術は４年間で１５００症例以上を経験。得意な手術はＦＵＥ自毛植毛手術。

福島俊彦（第３章担当）

親和クリニック　名古屋院　院長

日本外科学会指導医・専門医他。医学博士。福島県立医科大学大学院修了後、同医科大外科学第２講座へ入局。福島県立医科大学医療工学講座・器官制御外科学講座・甲状腺内分泌学講座准教授を経て現職。

安藤善郎（第４章担当）

親和クリニック　医師

医学博士。日本外科学会・外科指導医。日本慢性期医療協会・慢性期医療総合診療医。日本大腸肛門病学会・大腸肛門病専門医、指導医。福島県立医科大学第２外科入局。神戸逓信病院・京都逓信病院外科部長を経て現職。

図師伸一郎（第４章担当）

親和クリニック　医師

平成元年福岡大学皮膚科入局。福岡大学病院勤務後、民間の皮膚科部長、美容皮膚科院長を経て現職。マジシャンとしても活動。芸名「Ｄｒ．ＺＵＭＡ」はＭｒ．マリック氏が命名。

音田正光（おんだ まさみつ）
親和クリニック 総院長

医学博士。福島県立医科大学大学院修了後、米国The Burnham Institute, Center for Aging and Neuroscience, Postdoctoral fellow、日本医科大学老人病研究所等で一般外科、消化管外科、乳腺内分泌外科の臨床、および分子生物学、分子腫瘍学の研究に約十数年従事したのち、植毛手術を開始。
最近の10年間で、前半の約5年間はＦＵＳＳ手術をメインに執刀。症例数は１０００例超、その後はＦＵＥ手術にて症例数２０００例以上の実績をもつ。平成20年、採取に動力パンチを用いたＦＵＥ手術に関する論文を執筆し、この分野の先駆的報告者となった。得意な自毛植毛手術は、ハイスピードメガセッション、Super Dense Packingによる高密度移植などの最先端植毛手術。

本書についての
ご意見・ご感想はコチラ

薄毛は医療で治す

二〇二一年七月二八日 第一刷発行

著 者 音田正光
発行人 久保田貴幸
発行元 株式会社 幻冬舎メディアコンサルティング
〒一五一-〇〇五一 東京都渋谷区千駄ヶ谷四-九-七
電話 〇三-五四一一-六四四〇（編集）
発売元 株式会社 幻冬舎
〒一五一-〇〇五一 東京都渋谷区千駄ヶ谷四-九-七
電話 〇三-五四一一-六二二二（営業）
印刷・製本 シナノ書籍印刷株式会社
装 丁 中村陽道

検印廃止

Printed in Japan ISBN 978-4-344-93426-9 C0047
幻冬舎メディアコンサルティングHP http://www.gentosha-mc.com/